AF311821

RAPPORT

sur

LES EAUX THERMALES

DE CHAUDESAIGUES.

RAPPORT

SUR

LES EAUX THERMALES

DE CHAUDESAIGUES,

FAIT

A M. le Préfet du Département du Cantal,

POUR ÊTRE TRANSMIS

A MONSIEUR LE MINISTRE DE L'AGRICULTURE ET DU COMMERCE,

Par J.-E. DUFRESSE-DE-CHASSAIGNE,

Docteur en médecine de la Faculté de Paris, ancien professeur particulier d'anatomie et de chirurgie, collaborateur au Dictionnaire des Dictionnaires de médecine et de chirurgie, et au grand Traité d'anatomie de l'homme, de Bourgery et Jacob, inspecteur de ces eaux, membre de la Société de médecine du 1er arrondissement de Paris et de la Société d'agriculture de la Charente.

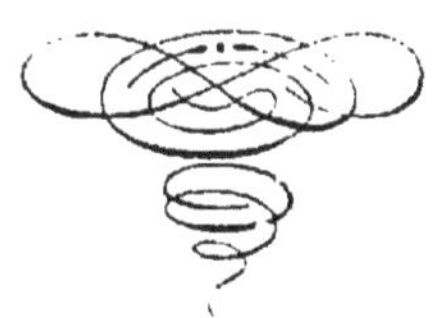

SAINT-FLOUR,

DE L'IMPRIMERIE DE V. VIALLEFONT, LIBRAIRE.

1850.

RAPPORT

SUR LES EAUX THERMALES

De Chaudesaigues,

FAIT

A MONSIEUR LE PRÉFET DU DÉPARTEMENT DU CANTAL.

Monsieur le Préfet,

J'ai l'honneur de vous adresser un rapport sur les Eaux thermales de Chaudesaigues pour l'année 1849.

Ce travail est divisé en cinq chapitres, et chaque chapitre en sections.

Dans le 1er chapitre, j'ai parlé succinctement de l'historique des Eaux thermales de Chaudesaigues, des sources qui fournissent ces eaux thermales, d'une source d'eau froide, de leur analyse ou composition chimique ; j'y ai consigné quelques expériences faites de concert avec M. Podevigne, pharmacien de la ville, dans le but de rechercher si elles ne contenaient pas quelques substances nouvelles dont l'existence me semblait indiquée par leur action dans certaines maladies.

Dans le 2me chapitre, j'ai traité avec le plus grand soin les propriétés médicales de ces eaux ; il occupe la majeure partie de ce travail, et c'était en effet là ce qui devait en faire la base. J'ai tâché de le rendre aussi clair et aussi utile que possible, en adoptant la division des maladies par appareils ou systèmes d'organes dont j'ai fait autant de sections sous les titres de : Maladies de l'appareil loco-moteur, du système nerveux, des organes digestifs de l'appareil génito-urinaire, de l'appareil respiratoire, des organes circulatoires et du sang. Je l'ai terminé par trois sections spéciales sur les maladies de la peau, syphilitiques et scrofuleuses ; dans chaque cas, j'ai cherché à corroborer mes opinions par des observations à l'appui.

Le 3me chapitre traite de l'action physiologique des Eaux thermales de Chaudesaigues, savoir : de leur action générale comme eaux thermales, et de leur action particulière comme eaux spéciales, déterminant des phénomènes spéciaux sur la peau, sur les organes digestifs et sur les autres viscères.

Le 4mo chapitre est consacré à des indications sur la manière dont les eaux doivent être administrées suivant les cas qui se présentent et sur les moyens accessoires qui peuvent être utiles, sur la durée de la saison et sur les précautions hygiéniques qu'il convient de prendre pendant le séjour aux eaux, tant sous le rapport des vêtements que sous celui de la nourriture et de l'exercice.

Enfin dans le 5me et dernier chapitre, j'ai traité de la nécessité de créer un établissement thermal à Chaudesaigues. Ce chapitre venait se placer tout naturellement sous ma plume après ce qui précède, et devenait un complément nécessaire et indispensable de mon travail et de mes observations sur l'utilité de ces eaux en médecine. Ayant séjourné pendant quatre mois consécutifs sur les lieux, j'ai été à même d'étudier et d'approfondir certaines questions économiques d'une haute importance et dont il n'est pas possible de se faire une idée juste en quelques jours. C'est ainsi que j'ai pu donner les raisons principales qui militent en faveur de cette création, telles que, 1° la haute température des sources, 2° leur abondance ; 3° la grande variété de leurs principes minéralisateurs ; 4° leur situation au centre de la France dans un pays pittoresque, pourvu de nombreuses communications, et présentant beaucoup de ressources aux voyageurs sous le rapport de la nourriture et du logement, l'insuffisance notoire des établissements actuels et bien d'autres encore.

CHAPITRE I.

—

1re SECTION.

Historique abrégé des Eaux thermales de Chaudesaigues.

Non seulement l'histoire écrite, mais encore des vestiges de monuments archéologiques, précieux restes de leur grandeur passée, nous démontrent qu'il a existé à Chaudesaigues des Thermes grandioses et très-fréquentés.

Comme témoignages historiques, nous possédons :

1º Les écrits de Sidoine-Apollinaire, ancien évêque d'Auvergne, qui vivait en 450 ; 2º les commentaires de Savaron et du père Sirmond, sur une lettre que le savant évêque écrivait à son ami Aprus qui y prenait les bains ; 3º l'opinion d'Alibert, dans le Traité des Eaux minérales, duquel on lit que celles de Chaudesaigues étaient fameuses au 5me siècle sous le nom de *Calentes Baiæ*.

Comme témoignages archéologiques, nous trouvons :

1º D'anciennes piscines parfaitement conservées et des baignoires en pierre situées dans l'hôtel de M. Felgère ; 2º lorsque M. Chevallier vint, en 1828, faire l'analyse des eaux de ce pays, il rapporte, dans le mémoire qu'il présenta au gouvernement, que d'anciens habitants, dignes de foi, lui dirent avoir vu les vestiges d'un bain public destiné à l'usage des pauvres, et que ce bain, dont les restes ont disparu, aurait existé sur la grande place de cette ville ; il est fâcheux qu'on n'ait pas fait dessiner ces restes ; 3º il est certain que des recherches faites sur la grande place ou dans les maisons qui l'entourent amèneraient à quelques découvertes plus ou moins remarquables. Car, lorsqu'elle fut pavée, en creusant le sous-sol, on découvrit des voûtes qui permirent d'enfoncer à travers des fissures qui y existaient, des perches qui pénétrèrent dans l'eau et dans la boue à plus de 12 pieds de profondeur.

Abandonnées pendant de longues années, on ne sait trop à quelle époque et pourquoi, les eaux de Chaudesaigues recommencèrent à être fréquentées aussitôt que la paix et la sécurité permirent au baigneur d'y revenir. Jusqu'en 1792 , il y vint chaque année beaucoup de monde , mais le seul établissement qui y existait alors ayant été fermé , les malades cessèrent de s'y rendre , parce qu'ils n'y trouvaient plus d'endroit pour l'administration des eaux.

Les choses restèrent ainsi jusqu'en 1824 , époque à laquelle M. Augustin Felgère conçut et exécuta le projet de rétablir des piscines et quelques baignoires. Aussitôt que le public fut assuré de trouver à Chaudesaigues des moyens de prendre les eaux plus ou moins commodément , il s'empressa de s'y rendre. Au bout de quelques années d'existence et avec des améliorations convenables, cet établissement particulier devint extrêmement florissant; il y eut des saisons où il compta plus de 1,000 baigneurs , pour la plupart aisés; une telle prospérité , soit par envie , soit par nécessité , détermina quelques habitants de la ville à créer des établissements nouveaux et rivaux. M. Felgère , ennuyé d'une concurrence ruineuse , ferma le sien en 1842, et il ne resta plus que trois établissements particuliers qui existent encore et qui sont dirigés par MM. Verdier , Clavière et Abrial.

2mo SECTION.

Sources de Chaudesaigues.

Ces sources sont en nombre assez considérable , mais les principales , sont : 1º la source du Par ; 2º celle de la Bonde du Moulin , appelée aussi source de l'Estende ; 3º celle de la Grotte du Moulin-du-Ban ; 4º celle de la maison Felgère ; 5º celle du Remontalou ; 6º celle de Lacondamine.

1º **Source du Par.**

M. Chevallier, dans une expérience qu'il fit avec M. Barlier , ayant recueilli pendant une minute toute l'eau fournie par cette fontaine , calcula qu'elle pouvait donner 230,400 litres par 24 heures; mais, pour être bien juste, cette expérience aurait besoin d'être répétée plusieurs fois , parce qu'en prenant la moyenne , on aurait un résultat plus certain; il est difficile , en effet , de saisir du premier coup toute la quantité produite. La température de cette source varie entre 79º 1/2 et 81º centigrades.

Le lieu , où cette fontaine se montre à l'extérieur , est situé au pied d'une montagne, dans un des points les plus élevés de la ville, au-dessus de la grande place, dans un véritable cloaque environné de masures infectes ; c'est là qu'on vient laver et dégraisser les laines et les débris d'animaux. Bien que la ville soit très-petite, il serait difficile à l'étranger de découvrir cette fontaine, si un guide ne le conduisait directement sur les lieux. Si l'on doit s'étonner d'une chose, c'est que l'autorité locale soit assez peu soucieuse des intérêts de la ville et de sa dignité, pour laisser une source aussi précieuse, on pourrait même dire aussi merveilleuse, dans un état aussi déplorable ; quand, avec une dépense de quelques centaines de francs, il serait facile de la faire arriver au centre de la grande place et d'y bâtir une fontaine monumentale, tandis qu'une espèce de lavoir public, alimenté par un filet suffisant d'eau chaude, serait établi dans le cloaque où elle se trouve et conservé pour le lavage des laines et autres objets.

Sur le trajet parcouru par l'eau de la fontaine du Par, on trouve des dépôts considérables de matière dure ou molle. Les canaux, qui lui servent de conduite, sont souvent obstrués par la matière dure qui est alors composée de couches concentriques indiquant l'épaisseur du dépôt qui se forme chaque année. MM. Caventou et Longchamp avaient reconnu qu'elle était entièrement formée par du sulfure de fer ; ce qui a lieu de surprendre, c'est que ce dépôt considérable de sulfure de fer, qui est certainement tenu en dissolution dans l'eau puisqu'il se forme sur son parcours, n'a pas encore pu être dévoilé par l'analyse chimique. La matière molle est déposée par l'eau, lorsqu'elle traverse une cavité. Elle doit cette mollesse à l'eau dont elle est imprégnée. Lorsqu'elle est desséchée, elle se présente sous forme de poudre fine, en grande partie composée de sous-carbonate de péroxyde de fer. On trouve encore entre les fissures de roche de quartz qu'elle traverse un dépôt très-adhérent plus ou moins épais et brillant comme de l'argent ; il paraît être composé de sulfure de fer ; peut-être y existe-t-il naturellement, et, décomposé par les principes contenus dans l'eau, fournit-il du soufre pur et le carbonate de péroxyde de fer.

Cette eau est claire, limpide et presque insipide. Elle laisse sur les pierres qu'elle baigne une légère impression ochracée et savonneuse. J'en ai conservé souvent pendant plusieurs jours dans un pot à l'eau, et je n'ai point remarqué qu'elle se couvrît d'une pellicule oléagineuse. J'en ai également conservé dans une bouteille bien bouchée pendant plus de deux mois sans qu'elle ait subi la moindre altération, je n'ai point remarqué qu'elle eût acquis l'odeur d'œufs pourris. Elle peut facilement être transportée.

2° Source de la Bonde-du-Moulin, dite de l'Estende.

Elle se divise en deux parties, une qui se rend à l'hôpital pour les usages de la maison, et l'autre chez un particulier où elle est employée au lavage des laines. Elle possède une température de 72° centigrades, située presque au milieu du lit de la rivière, d'où elle sort par filets dont plusieurs sont réunis dans un endroit désigné sous le nom de *Bonde-du-Moulin*. On n'a pas encore pu calculer la quantité d'eau qu'elle fournit, parce qu'on n'a pas capté tous les filets qui lui appartiennent. Elle ne s'altère pas dans les vases clos, tandis qu'à l'air libre, elle se recouvre d'une pellicule irisée oléagineuse.

3° Source de la Grotte du Moulin-du-Ban.

Cette source, dont le nom semble indiquer qu'autrefois un établissement de bain a existé dans ce lieu, car le mot Ban, en patois de la Lozère et de l'Aveyron, signifie bain, sort dans une cave de l'établissement de M. Abrial, et fait monter le thermomètre centigrade à 62°. Elle se réunit dans un bassin contenant environ un 1/2 mètre cube d'eau.

Comme celle des sources précédentes, elle est claire, limpide et n'a ni mauvais goût, ni mauvaise odeur, on n'a pas plus apprécié la quantité d'eau qu'elle produit que celle produite par la Bonde-du-Moulin. On peut cependant estimer approximativement qu'elles fournissent environ 40 mille litres d'eau par jour. D'après l'observation de M. Chevallier, elles ont entre elles des rapports bien marqués; car, lorsque celle de la Bonde-du-Moulin augmente ou diminue d'un degré de température, l'autre éprouve les mêmes variations dans le même sens.

4° Source de la maison Felgère.

Il y en a quatre. Deux d'entr'elles, qu'on nomme source du Réservoir et source de la Maison-Chaude, fournissent ensemble, d'après les expériences qui ont été faites, une trentaine de mètres cubes d'eau en 24 heures. La température de la première est de 70° centigrades, et celle de la seconde de 62°. Cette dernière fournit un dépôt très-abondant de poudre rougeâtre très-fine, contenant beaucoup de sous-carbonate de péroxyde de fer. Une troisième source, appelée source de la Cour, a une température de 57° centigrades, et une quatrième donne de l'eau tempérée à 31°. N'est-il pas présumable que les différences de température qui existent entre des sources si voisines de la grande source du Par, et la source du Par elle-même, tiennent à ce que, après s'être séparées de cette dernière à une distance plus ou moins éloignée du lieu où elle fait issue au dehors, elles se mêlent en quantité plus ou moins considérable avec des filets d'eau froide qu'elles rencontrent sur leur chemin, et qu'elles se trouvent naturellement affaiblies par leur mélange avec cette eau froide?

5° **Source du Remontalou.**

D'autres petites sources qu'on ne peut utiliser, parce qu'elles n'ont pas été captées, vont sourdre et se perdre dans la rivière du Remontalou, à une petite distance du Moulin-du-Ban; ce qui les fait distinguer, ce sont des bulles de gaz qui viennent crever à la surface de l'eau. Il suffit de gratter un peu le sable dans les endroits où l'on observe ce phénomène pour y découvrir une chaleur qui permet à peine d'y endurer la main.

Toutes ces sources possèdent à peu de chose près les mêmes principes minéralisateurs que la grande source du Par, et produisent des dépôts semblables. Il parait certain qu'elles proviennent toutes de la source du Par, et qu'elles ne sont constituées que par des filets plus ou moins considérables qui s'échappent par des fissures de rocher.

6° **Source de Lacondamine.**

Une dernière source, découverte par le célèbre voyageur Lacondamine, est située à l'extrémité nord de la ville à un 1/2 kilomètre environ de la chapelle Notre-Dame, sur la route de Saint-Flour. Cette source, qui porte le nom de celui qui l'a découverte, est froide, limpide, d'une saveur légèrement styptique et ferrugineuse à un très-haut degré. Elle présente des propriétés particulières dont il sera question dans le chapitre suivant. Elle dépose sur son passage une couche ochracée , et donne environ 2 litres 1/2 par minutes ou 3,600 litres en 24 heures.

D'après ce qui précède , on voit que la quantité d'eau , produite par les sources thermales de Chaudesaigues réunies , peut s'élever à 340 ou 350 mètres cubes par 24 heures et l'emporte de beaucoup sur celle que fournissent la plupart des autres sources thermales de France , d'où il est facile de conclure que, du moment où l'on aura des appareils assez grands pour obtenir le refroidissement des eaux, on pourra satisfaire à tous les besoins des baigneurs, quel que soit leur nombre , sans être obligé d'altérer leurs propriétés médicales, en les mélangeant avec l'eau de la rivière.

3me SECTION

Composition chimique des Eaux thermales de Chaudesaigues
(Source du Par.)

M. Chevallier , membre de l'Académie de médecine et professeur à l'Ecole de pharmacie de Paris , après avoir fait , en 1828, l'analyse des eaux de cette source d'une manière aussi complète que possible , a trouvé qu'il entrait dans leur composition des principes qui permettaient avec juste raison de comparer les eaux thermales de Chaudesaigues avec celles de Plombières. Il suffit, pour se convaincre de la vérité de cette observation , d'examiner les éléments qui existent dans les unes et dans les autres

EAUX THERMALES DE CHAUDESAIGUES.	EAUX THERMALES DE PLOMBIÈRES.
EAU : 1 LITRE.	**EAU : 1 LITRE.**
Sous-carbonate de soude. 0,5920	Sous-carbonate de soude. 0,1269
Carbonate de chaux. 0,0400	Carbonate de chaux. 0,0287
Sulfate de Soude. 0,0525	Sulfate de soude. 0,1558
Chlorure de sodium. 0,1265	Chlorure de sodium. 0,0754
Silice. 0,0800	Silice. 0,0737
Matière organique de nature ani- Traces	Matière animale 0,0624
male. . . . . abondantes.	--

Outre les éléments ci-dessus indiqués, les eaux de Chaudesaigues contiennent encore :

Matière bitumineuse. 0,0060	
Chlorure de sodium dissous dans	
l'alcool. 0,0055	
Chlorure de magnésium. 0,0069	
Silice dissoute à l'aide du sel de	
soude. 0,0030	
Oxyde de fer. 0,0060	
Carbonate de Magnesie. 0,0080	
Chaux combinée à la silice. . . . 0,0020	
Traces de sel de potasse et perte. 0,0074.	

M. Chevallier a constaté qu'il existait encore dans les eaux de Chaudesaigues une petite quantité d'hydrosulfate d'ammoniaque insensible aux réactifs, et qui paraît se former par l'action de la chaleur.

Excepté le sulfate de soude que l'analyse chimique n'y a pas démontré, la source de la Bonde-du-Moulin, dite de l'Estende, celle de la Grotte-du-Moulin et la principale source de la maison Felgère, contiennent les mêmes principes que la source du Par et dans des proportions à peu près identiques, car il n'y a de variations que dans la quatrième décimale.

Gaz qui se dégagent des sources thermales.

Les sources thermales de Chaudesaigues contiennent encore plusieurs espèces de gaz. M. Chevallier, qui les a analysés, a reconnu qu'ils se réduisaient à trois, savoir : l'acide carbonique, l'oxigène et l'azote. Toutes les recherches faites avec le plus grand soin ont été infructueuses pour y reconnaître la présence du gaz hydrogène sulfuré. Ces gaz ne se rencontrent que dans les sources de la Grotte-du-Moulin, dans les jets qui viennent sourdre dans le ruisseau et dans la principale source de la maison Felgère. M. Chevallier n'a pu les découvrir dans les eaux de la source du Par.

L'analyse la plus récente qui ait été faite des eaux de Chaudesaigues date de 21 ans; depuis cette époque, la chimie ayant fait beaucoup de progrès, il me paraissait probable que si elles étaient analysées de nouveau, on y découvrirait des principes qui alors avaient échappé aux recherches chimiques. Conduit par cette raison et aussi par l'observation de guérisons de maladies qui ne disparaissent que sous l'influence de remèdes spécifiques, telles que les maladies vénériennes et scrofuleuses, je priai M. Podevigne, pharmacien à Chaudesaigues et ancien élève de l'École de Paris, de se livrer à quelques recherches expérimentales sur ce sujet; voici les résultats que nous avons obtenus.

Source du Par. — L'eau de cette source, soumise aux réactifs ordinaires, n'a fourni aucune trace de fer, mais l'opération suivante nous a décélé son existence; ayant suspendu au milieu par un fil 1/4 de noix de galle, la liqueur est devenue jaune après quelques heures. Au bout de trois jours, il s'est formé un petit dépôt jaunâtre autour de la noix de galle, et, au bout de six jours, la liqueur est devenue complètement noire. Ce sont là des preuves incontestables de l'existence du fer dans ces eaux, quoique les autres réactifs ne l'accusent pas. Une dernière preuve de sa présence dans ces eaux, c'est, qu'avec le temps, elles déposent dans les cornues des matières pierreuses environnées d'une poudre rouge qui présente tous les caractères physiques et chimiques de sous-carbonate de péroxyde de fer. En effet, après l'avoir recueillie, elle fut traitée, 1° par l'acide sulfurique étendu; il se produisit un dégagement d'acide carbonique qui, recueilli dans l'eau de chaux, a fourni un précipité de carbonate de chaux; il s'est ensuite formé dans la liqueur un sulfate de fer soluble; cette solution, traitée par l'ammoniaque, a fourni un précipité jaune rougeâtre d'hydrate de péroxyde de fer; 2° par la teinture de noix de galle, la liqueur s'est colorée en noir, et il s'est formé, au bout de quelques instants, un précipité noir de gallate et de tanate de fer.

Nous avons ensuite cherché l'iodure de potassium. M. Podevigne pense qu'il existe ainsi que le bromure de potassium dans l'eau thermale du Par, savoir : l'iodure en beaucoup plus petite quantité que le bromure.

Ce qui nous a porté à soupçonner l'existence de ces deux sels dans ces eaux, c'est la propriété qu'elles ont de guérir les maladies vénériennes, constitutionnelles. Les résultats fournis par les réactifs ont à peu près converti nos soupçons en certitude, ainsi, 1° traitées par l'eau amidonée et un courant de chlore ou un peu d'acide nitrique, nous avons obtenu une seule fois une coloration très-foncée d'iodure d'amidon, preuve de l'existence de l'iode; mais, en répétant cette expérience plusieurs fois, nous n'avons jamais pu obtenir de nouveau cette même coloration, mais seulement une couleur bleue, presque imperceptible; 2° traitées par un sel de plomb, elles ont fourni un précipité blanc, ce qui fait soupçonner l'existence du bromure de potassium. Le manque de réactifs, nous a empêché de continuer ces expériences.

Il paraît que l'eau de la source du Par contient une notable proportion de soufre; car, à l'époque où M. Barlier fit faire des fouilles à cette source en 1828, on découvrit des dépôts de soufre pur, et M. Felgère m'a assuré qu'en plaçant une ardoise à la distance d'une ligne de la surface de l'eau, il s'y déposait du soufre facile à enlever avec un couteau.

Tout en prenant les choses dans l'état où elles sont, dans l'analyse de M. Chevallier, les deux tableaux qui précèdent nous montrent non seulement que les eaux thermales de Chaudesaigues sont plus chargées que celles de Plombières des mêmes éléments médicamenteux, le sulfate de soude excepté, mais encore qu'elles en contiennent beaucoup d'autres en dissolution qu'on ne rencontre pas dans ces dernières; de plus, enfin, elles ont un degré de température plus élevé, car à Plombières, les eaux les plus chaudes qui viennent de la source du *Grand-Bain* n'ont pas tout-à-fait 64°, tandis qu'à Chaudesaigues celles de la source du Par ont 81°. De là, il résulte manifestement que ces dernières doivent être utiles non seulement dans les mêmes maladies que celles où l'on emploie les eaux de Plombières, mais encore dans des maladies où les eaux de Plombières ne pourraient avoir aucun effet avantageux; or, c'est là justement ce que l'expérience est venue démontrer à tous les médecins qui ont eu occasion d'apprécier les résultats de leur application, et ce que j'ai pu constater moi-même sur un assez grand nombre de malades dont j'ai recueilli les observations dans le courant de la saison actuelle 1849.

Causes de la chaleur des eaux thermales en général.

Parmi les théories émises sur la thermalité des eaux, celle qui me parait la plus admissible est la suivante. On sait que la chaleur augmente à mesure qu'on pénètre plus profondément dans les entrailles de la terre; on a reconnu par le creusement des mines et le forage des puits artésiens, que cette augmentation est d'un degré centigrade par 30 à 40 mètres de profondeur environ, de sorte que pour arriver à 100° l'eau n'a besoin que de descendre à 3 ou 4,000 mètres. Supposons qu'une source souterraine, naissant dans l'intérieur d'un plateau élevé, rencontre sur son passage une cavité de 3 à 4,000 mètres de profondeur, l'eau commencera par la remplir, y acquerra une chaleur de 100 degrés, puis les couches les plus inférieures, ayant acquis plus de légéreté par la chaleur, s'élèveront et seront remplacées par les eaux supérieures, de sorte qu'il s'établira deux courants, l'un montant, l'autre descendant, perpétuellement entretenus par la chaleur intérieure de la terre; dès lors, les eaux de cette source, en sortant de la partie inférieure du plateau, auront une chaleur bien supérieure à celle de l'air, à leur point d'émergence.

Toutefois, la chaleur que l'eau a dans ce point ne peut pas nous faire connaître celle qu'elle a dans le foyer même , car les circuits plus ou moins longs qu'elle fait sous terre avant de paraître à l'extérieur ou bien son mélange avec l'eau froide qu'elle rencontre sur son passage , lui fait perdre une partie de sa chaleur. C'est ainsi , dit M. Patissier (Manuel des Eaux minérales , p. 75) , que s'expliquent tout naturellement les variétés et dans la chaleur et dans la proportion des principes des sources d'une même localité qui ont certainement une même origine.

Composition chimique de l'eau de la source de Lacondamine.

Dans la thèse inaugurale , du docteur Bonniol , on trouve une analyse qui indique que cette eau contient les sels suivants :

Carbonate de Soude.
Carbonate de chaux.
Oxyde de fer.
Chlorure de sodium.
Traces de matières animales.

La quantité des sels n'étant point indiquée , on ignorait quels étaient ses principes dominants , et , par conséquent , si elle était alcaline , ferrugineuse ou acidule. M. Teilhard (Recherches sur les Eaux de Chaudesaigues , p. 192) , voulant s'éclairer à cet égard , la traita par la décoction de noix de galle et vit une teinte noire très-prononcée s'y manifester. Cette même décoction, jetée sur le dépôt qui recouvre les cailloux qu'elle arrose , a changé en noir sa couleur jaune. Ce fut une réponse directe à sa question. Evidemment l'élément ferrugineux s'y trouve dans une grande proportion , et indique les cas dans lesquels elle convient.

Voulant savoir par moi-même à quoi m'en tenir sur ce point important je priai M. Podevigne de faire quelques expériences sur cette eau. Voici les résultats que nous avons obtenus.

1° Avec la potasse , elle a fourni un précipité d'un blanc sale qui est devenu vert et puis jaune rougeâtre d'hydrate de protoxyde de fer qui, au contact de l'air , passe à l'état d'hydrate de péroxyde ; 2° avec l'ammoniaque , même précipité ; 3° avec la teinture de noix de galle , nous n'avons pas obtenu de précipité instantané , ce qui prouve que le sel y existe à l'état de sous-carbonate de protoxyde ; mais , si on abandonne la liqueur au contact de l'air pendant quelques jours , il se forme un précipité noir de gallate et de tanate de péroxyde de fer. Pour obtenir le précipité noir sur-le-champ , M. Podevigne fit passer un courant de chlore à travers la liqueur , et le précipité se produisit à l'instant.

CHAPITRE II.

PROPRIÉTÉS MÉDICALES DES EAUX THERMALES DE CHAUDESAIGUES.

Pendant les 4 mois que j'ai résidé à Chaudesaigues, j'ai été à même de vérifier, parmi les 400 malades que j'ai vus, non seulement la vérité des observations publiées par mon prédécesseur M. Grassal et par quelques médecins particuliers qui ont eu occasion d'observer les effets de ces eaux sur les maladies, tels que MM. Verdier, Bonniol, Eugène Podevigne, Brémont et surtout J. Teilhard qui a publié en 1842 le meilleur résumé que nous possédions sur cette matière, mais encore de remarquer combien elles étaient puissantes dans certaines affections qui, souvent légères en apparence, n'en sont pas moins susceptibles de devenir fréquemment très-graves et mortelles, lorsqu'elles sont abandonnées à elles-mêmes. Je les signalerai en leur lieu.

Comme il importe qu'un rapport soit à la fois bref et bien nourri de faits, je traiterai de l'action des eaux de Chaudesaigues en groupant les maladies par systèmes et par organes, et ne citerai, avec quelque détail, et que lorsque le besoin s'en fera sentir, quelques-unes des nombreuses observations que j'ai péniblement recueillies. Je vais d'abord entrer dans quelques considérations générales.

1re SECTION.

Considérations générales.

Une première considération générale bien établie est la suivante. L'observation de tous les jours démontre que, si les Eaux thermales de Chaudesaigues sont nuisibles dans les affections aiguës, quel que soit leur siége, elles sont au contraire très-puissantes dans un grand nombre de maladies chroniques contre lesquelles viendraient échouer les ressources ordinaires de la médecine. J'ai même observé, cette année, plusieurs maladies très-remarquables qui, ayant résisté à l'action bien dirigée des eaux du Mont-Dore, de Bagnols et de Balaruc, ont cédé assez promptement à l'action de celles de Chaudesaigues, malgré les faibles moyens qui y sont à la disposition des malades et du médecin; il sera donc bien important de ne soumettre à leur action que les maladies dans lesquelles l'élément inflammatoire aigu aura disparu à peu près complètement ou fait place à une inflammation chronique.

2me SECTION.

Maladies de l'appareil loco-moteur.

Cet appareil se compose des tissus musculaires, fibreux, osseux et synovials. Tous ces tissus sont sujets à diverses maladies qui reçoivent de l'usage des eaux une modification plus ou moins avantageuse.

1º **Tissu musculaire et fibreux**

Les douleurs rhumatismales qui affectent ces tissus, pourvu qu'il n'y ait pas une altération organique très-notable, comme atrophie ou destruction partielle, trouvent en général à Chaudesaigues une guérison assez prompte et assez radicale; la première année, les malades sont assez soulagés pour avoir envie d'y revenir une seconde, et, s'ils y reviennent une troisième fois, ce n'est le plus souvent que par précaution. C'est une des affections qu'on rencontre le plus fréquemment ici. Ceux qui en sont atteints comptent pour plus d'un tiers dans le nombre des malades qui se rendent à Chaudesaigues. J'en ai vu quelques-uns qui, ne pouvant marcher sans béquilles à leur arrivée, allaient sans support, après avoir subi un traitement de 15 jours; l'opinion que tout ce qui est douleurs rhumatismales, quel que soit leur siège du reste, guérit à Chaudesaigues, est tellement accréditée parmi les habitants du Cantal, que la plupart des paysans s'y rendent de leur chef et sans avoir préalablement pris l'avis d'un médecin; bien plus, même, ils ont la prétention de se diriger eux-mêmes, ce qui est un grand tort, car souvent leurs douleurs sont compliquées d'autres affections, surtout d'affections du cœur qui contr'indiquent l'usage des eaux principalement sous forme d'étuves ou de vapeur. Dans ces sortes de douleurs, en effet, les eaux, administrées sous forme de douches, ramènent la douleur à un état plus aigu, sans le devenir trop, et la résolution se fait alors d'une manière plus régulière, et les bains agissent de deux manières, 1º en facilitant les mouvements

de glissement des muscles dans les gaines aponévrotiques et tendi-
neuses, et 2° en modifiant la composition des humeurs. L'eau,
absorbée par la peau, de même que celle qui est prise en boisson,
transporte dans le sang des agents qui jouissent de la propriété
de neutraliser le principe rhumatismal ; enfin, les étuves ou la
vapeur sèche ou humide déterminent des sueurs plus ou moins
copieuses, à l'aide desquelles le sang s'épure de tous les éléments
délétères qu'il a longtemps puisés dans une mauvaise alimentation
comme celle dont font généralement usage les paysans du Cantal
et de la plupart des départements du centre.

Les rétractions musculaires qui succèdent aux inflammations dé-
veloppées, soit autour des articulations, soit dans l'épaisseur des
muscles ou plutôt dans le tissu cellulaire qui les environne et les
sépare les uns des autres, comme, par exemple, celles qui succèdent aux phlegmons profonds, aux plaies par armes à feu, aux
contusions, aux fractures, etc., sont lentement, mais presque
toujours favorablement modifiées par nos eaux ; d'abord, les restes
de douleur disparaissent, la raideur diminue, les mouvements
deviennent plus libres, plus faciles et plus étendus, et le bénéfice
acquis est presque toujours assez grand pour engager les malades à
revenir l'année suivante. Il est rare cependant que la guérison
devienne complète, quelle que soit la persévérance que mettent
les malades dans le traitement lorsque l'affection est trop ancienne
et lorsque la forme des parties a changé par suite d'altération produite dans les surfaces articulaires ou de la consolidation vicieuse
de fragments osseux.

1re OBSERVATION. — « Un jeune ouvrier er voitures, d'Aurillac,
« ne pouvant fléchir que très-médiocrement la jambe sur la cuisse,
« par suite d'une rétraction du muscle droit antérieur ayant succédé
« à une fracture du fémur dans sa partie moyenne, se trouvait
« dans la nécessité de laisser son état, faute de pouvoir se tenir
« accroupi ou assis sur ses talons étant à genou sous les voitures
« où cette position est nécessaire pour travailler, est parvenu en
« deux saisons à fléchir aux trois quarts la jambe sur la cuisse. »

Je pense que l'action de nos eaux se ferait heureusement sentir
après les opérations de ténotomie et serait assez puissante pour
détruire la raideur qui leur succède et pour prévenir les opérations
secondaires qu'on est souvent obligé de pratiquer pour obtenir une
amélioration plus grande dans le redressement de la partie opérée.

2° **Tissu osseux et synovial.**

Périostite chronique. — Le périoste ou membrane fibreuse qui tapisse la surface extérieure des os est susceptible de s'enflammer ; lorsque l'inflammation est aiguë, la douleur est très-vive ; elle diminue plus tard et affecte le caractère des douleurs rhumatismales. Je crois que cette affection est très-commune dans le Cantal, à cause des rigoureux hivers qui y règnent ; beaucoup de malades, qui accusent des douleurs rhumatismales dans un point assez circonscrit, n'ont probablement pas eu autre chose qu'une périostite. Cette maladie se dissipe assez vite sous l'influence des bains, douches et étuves.

La *Périostose* ou tumeur du périoste. — Celles qui sont à l'état de gomme ou d'une consistance molle, de quelque nature qu'elles soient, guérissent facilement ; j'en ai observé deux cas.

L'*Exostose*, lorsqu'elle n'est encore que cartilagineuse ou simplement celluleuse, comme le cal des os fracturés, est favorablement modifiée sous le rapport de la résorption qui est activée et des douleurs concomitantes qui diminuent lorsqu'elles existent, et même disparaissent quelquefois entièrement.

2me OBSERVATION. — « Une jeune femme portait un cal osseux « très-volumineux et très-douloureux sur la partie moyenne de la « cuisse gauche, survenu à la suite d'une fracture qui s'était con- « solidée d'une manière vicieuse et avec près de 8 centimètres de « raccourcissement ; la fracture avait eu lieu 6 mois auparavant ; « elle boitait énormément et souffrait beaucoup pour marcher. « Quinze jours après son arrivée, elle partit après avoir vu diminuer « un peu le volume du cal, et disparaître presque entièrement les « douleurs qui s'opposaient à la marche. » Ce résultat tenait évidemment à ce que les muscles, jusque-là retenus ou refoulés par la matière du cal, ne pouvaient exercer les mouvements de glissement nécessaires, et étaient devenus plus libres.

Les exostoses éburnées et le spina ventosa, dont j'ai observé deux cas, n'ont éprouvé aucune modification avantageuse.

Les douleurs ostéocopes, appelées douleurs rhumatiscales des os, et qui ne sont causées le plus souvent que par une périostite, disparaissent promptement par les sueurs, même lorsqu'elles tiennent à une cause syphilitique ; il en sera question plus loin.

La Carie. — Si les malades restaient plus longtemps qu'ils n'ent coutume de le faire, ils s'en trouveraient très-bien. Dans deux cas, j'ai vu des trajets fistuleux, communiquant avec des os cariés, se fermer en peu de temps, le gonflement du membre, la suppuration diminuer et la santé générale s'améliorer sensiblement. Je pense que si, au traitement par les eaux thermales, on joignait l'usage des eaux de Sainte-Marie ou de Lacondamine, l'emploi de quelques remèdes, tels que le calomel à dose fractionnée, le sirop d'iodure de fer, l'huile de foie de morue et l'usage d'un bandage roulé autour du membre malade dans le but de diminuer l'afflux du sang vers la partie affectée, on obtiendrait des guérisons dans des cas où l'amputation paraîtrait la seule ressource.

Les rhumatismes articulaires chroniques, les douleurs et raideurs des articulations qui succèdent aux rhumatismes aigus ou qui surviennent lentement, se rencontrent encore très-fréquemment à Chaudesaigues et sont aussi très-souvent soulagés ou guéris par l'usage des eaux thermales de ce pays. Toutefois, malgré l'opinion généralement répandue dans le Cantal, que tout rhumatisme, toute douleur doivent guérir à Chaudesaigues, je puis dire, avec connaissance de cause, que, si cette opinion est fondée dans la grande majorité des cas, j'en ai cependant rencontré un certain nombre qui n'ont pas même été soulagés après plusieurs saisons ; qu'en général, ils guérissent moins promptement que les rhuma-tismes musculaires, et y sont d'autant moins soulagés qu'ils siégent dans des articulations plus fortes et plus profondes, telles que celles de la hanche, de l'épaule, des vertèbres. Cela tient à ce que l'affection occupe des tissus plus fins, plus délicats et plus profon-dément situés, et, par conséquent, à ce que les eaux ont moins de prise et d'action sur eux, que dans les cas opposés.

Rhumatismes goutteux. — Plusieurs cas de ce genre, avec dépôt plus ou moins abondant de matières ou de tophus dans les articulations ou dans leur voisinage, ont été suffisamment améliorés pour qu'il me soit permis de considérer les eaux thermales de Chaudesaigues comme ayant été très-utiles ; ainsi, dans presque tous les cas, la douleur et la raideur ont considérablement diminué, et les malades n'ont plus conservé que la difficulté de mouvements dépendant de la matière déposée dans les articulations.

3me OBSERVATION. « Chez une dame de Marcenat, après trois

« saisons, cette matière, située dans les articulations des poignets,
« de la main, des doigts, tibio-tarsiennes et des pieds, s'est ramollie
« et s'est en partie résorbée, de telle sorte qu'il ne restait plus que les
« enveloppes de cette matière, enveloppes qui cédaient facilement
« sous le doigt, et laissaient à cette femme une liberté et une
« facilité de mouvement beaucoup plus grande qu'auparavant. »

Arthrite ou altération des ligaments des tissus fibreux ou des os
qui entrent dans la composition d'une articulation.

4me et 5me Observation. — « Deux cas d'arthrite traumatique
« de l'articulation du genou, survenus chez deux jeunes soldats du
« 10me chasseur, l'une à la suite d'un coup de pied de cheval, et
« l'autre par suite de la chute du cheval sur la jambe du cavalier,
« sans fracture, ont été traités environ 15 jours après l'accident par
« les bains, les douches d'abord d'un centimètre puis de trois
« centimètres de diamètre, frappant avec violence, la vapeur
« humide dirigée sur la partie malade et la compression avec une
« bande convenablement serrée. Au bout de quelques jours de
« traitement, ces malades, qui pouvaient à peine s'appuyer sur
« leur jambe et ne pouvaient marcher sans béquilles avant, purent
« les abandonner; et, après 18 jours, marcher sans boiter et
« regagner leur régiment qui était en garnison à Castres; ce n'est
« que par précaution que la voiture leur a été accordée. Dans l'un
« et l'autre cas, il s'était fait un épanchement probablement
« sanguin dans la cavité articulaire; chez l'un, le liquide épanché
« était entièrement résorbé, tandis que, chez l'autre, il existait
« encore une hydrarthrose assez abondante qui nécessitera un repos
« assez long pour disparaître. »

6me Observation. — « Un troisième cas existait au poignet chez
« un jeune garçon de 20 ans qui exerçait l'état de cordonnier à
« Murat. Cette arthrite était survenue en jouant avec un camarade
« qui, en lui détournant le poignet, avait produit une entorse. Sur
« le moment, il souffrit peu; mais, au bout de quelques jours,
« il survint de la douleur, de l'enflure, et il fut obligé de cesser
« de travailler; mais, lorsqu'il reprit son travail, les mouvements
« qu'il était obligé de faire pour tirer le ligneul réveillèrent la
« douleur qui augmenta, au point de l'obliger à venir à Chaude-
« saigues. A son arrivée, la maladie datait d'un an 1/2, les mou-
« vements de flexion, d'extension et de circumduction étaient
« douloureux. La douche, les bains et l'emploi d'un bandage roulé

« autour de l'avant-bras et du poignet ont amené une guerison solide
« en moins de 15 jours. Il y a maintenant plus d'un mois qu'il est
« parti, et la douleur n'a pas reparu, bien qu'il ait repris son travail. »

Tumeurs blanches. — Deux autres cas d'arthrite chronique, arrivés
sur les limites de la tumeur blanche, ont été également traités par
les eaux et ont obtenu des résultats très-favorables; il est vrai
qu'un autre traitement y a été joint comme accessoire.

7me Observation. — « La première observation a pour sujet un
« enfant de 6 ans, d'Aurillac, atteint d'une maladie de l'articulation
« coxo-fémorale depuis l'âge de 13 mois, survenue, à ce qu'on
« présume, à la suite d'une chute; on ne s'est aperçu qu'il boitait
« qu'à l'âge de 17 mois, bien qu'il marchât déjà depuis quelque
« temps; lorsqu'il marchait, il portait la pointe du pied en dehors,
« appuyait sur le gros orteil, et le poids du corps se portait du
« côté gauche malade. Aussitôt qu'on s'en aperçut, le médecin
« fit appliquer, au-dessus et au-dessous du grand trochanter,
« deux cautères qui suppurèrent pendant un an, sans résultat
« avantageux; aujourd'hui, malgré les traitements les plus actifs,
« sans être encore parvenue à un degré très-élevé, la maladie étant
« néanmoins en progrès, les parents se décidèrent à conduire cet
« enfant à Chaudesaigues. Voici l'état dans lequel il se trouvait, à
« son arrivée. Membre malade plus mince et plus court au moins de
« deux centimètres que celui du côté opposé, — douleur très-mani-
« feste en poussant même assez légèrement le grand trochanter
« vers la cavité cotyloïde, — douleur lorsqu'on portait la cuisse dans
« l'abduction et lorsqu'elle supportait tout le poids du corps, — clau-
« dication, genou et pied portés en dehors, — marche sur la pointe
« du pied; ne pouvant faire plus de quelques centaines de pas sans
« fatigue; — teint pâle, étiolé, tempérament lymphatique, consti-
« tution faible; diagnostic, affection de la capsule articulaire et
« des glandes synoviales de l'articulation. Le traitement a consisté,
« 1° en une 1/2 heure de douche en arrosoir sur la hanche ma-
« lade, à 25° centigrades; 2° en un bain d'une demi-heure, à
« 20° centigrades avec addition de 4 kilogrammes de sel marin
« par bain; 3° en un moment d'étuves sèches, pour provoquer la
« sueur; 4° en eau thermale en boisson; 5° 0,05 centigrammes de
« calomel dans une cuillerée de sirop d'iodure de fer, mêlé
« avec une cuillerée d'huile de foie de morue; 6° eau de Sainte-
« Marie coupée avec du vin et régime tonique. Au bout de 8 jours,

« l'appétit avait beaucoup augmenté ainsi que les forces, le teint
« était rosé. Dans la seconde semaine, le petit malade gagna encore
« beaucoup tant sous le rapport général que sous le rapport local ;
« il pouvait faire des courses très-longues sans se fatiguer. Enfin , il
« était si bien que ses parents, qui avaient intention de le mener aux
« bains de mer , si nos eaux n'avaient pas bien agi , renoncèrent à
« ce projet. » Cet heureux résultat a été obtenu malgré l'indocilité
de l'enfant qui ne cessait pas une minute de marcher et de faire
agir son membre.

8ᵐᵉ Observation. — « Elle concerne un jeune homme de 17 ans,
« de la paroisse de Saint-Jacques , canton de Vic-sur-Cère , d'une
« constitution assez robuste , mais d'un tempérament très-lympha-
« tique , atteint d'une affection de l'articulation de la main avec
« l'avant-bras , datant du mois de mars dernier. La maladie avait
« débuté par une douleur qui était restée stationnaire jusqu'au
« 20 juin , alors il se développa du gonflement au niveau de l'arti-
« culation , la douleur augmenta et les mouvements de rotation ,
« de flexion et d'extention étaient fort douloureux. A son arrivée ,
« le poignet malade présentait environ un centimètre de volume
« de plus que l'autre ; l'extrémité inférieure du cubitus, soulevée
« par du liquide, faisait une saillie beaucoup plus prononcée que
« de l'autre côté ; en pressant dessus, elle s'enfonçait assez profon-
« dément. Au niveau de l'article et en dedans, un gonflement assez
« prononcé s'étendait jusqu'à l'os pisiforme ; au-devant de l'arti-
« culation , il y avait encore un gonflement très-manifeste. Ces
« gonflements étaient dûs en même temps à un épanchement
« de synovie et à un engorgement des ligaments articulaires
« et de la capsule synoviale, survenus sous l'influence du froid.
« Pendant 15 jours, notre jeune malade a pris des bains, des
« douches, des étuves, et bu l'eau thermale à la dose de 4 à
« 6 verres par jour ; de plus, je lui ai administré 0,05 centigrammes
« de calomel et deux cuillerées à bouche de sirop d'iodure de fer
« et d'huile de foie de morue par jour ; et , enfin , j'ai établi une
« compression modérée sur la main et l'avant-bras avec une bande
« de trois mètres ; à son départ, et même quelques jours avant ,
« il n'y avait plus d'eau dans l'articulation, plus de gonflement et
« presque plus de douleur : tous les mouvements s'exerçaient
« facilement dans une certaine mesure. Il me paraît certain que la
« continuation de la compression et des remèdes accessoires pendant

« quelque temps encore et une nouvelle saison à Chaudesaigues,
« l'année prochaine , amèneront une guérison complète chez cet
« enfant. »

Plusieurs malades , atteints de tumeurs blanches confirmées ,
sont en ce moment en traitement , bien que la plupart soient arrivés
depuis peu ; ces cas , de nature scrofuleuse , m'ont paru en voie
d'amélioration.

Ankylose. — L'ankylose fausse , soit qu'elle dépende d'une re-
traction musculaire , de raideur ou de raccourcissement , dans les
ligaments latéraux , de gonflements simples dans les extrémités
osseuses , et toutes les fois , enfin , qu'il n'y aura pas soudure dans
les surfaces articulaires juxta-posées , trouvera , dans l'emploi
judicieux des eaux de Chaudesaigues , un moyen presque certain
de guérison , sinon dans une , au moins dans deux saisons. Les
exemples en ont été assez fréquents cette année ; des faits de cette
nature ont été trop souvent observés ici , pour qu'il soit nécessaire
d'en citer des exemples. Je ne suis pas en mesure de me prononcer
quant à ce qui concerne l'ankylose vraie ; je crois cependant que ,
lorsqu'elle est en voie de formation et lorsque l'espèce de cal qui
doit réunir les surfaces articulaires est encore à l'état celluleux , de
même que , lorsque l'ankylose se fait à l'aide de bourgeons charnus
ou de fausses membranes non encore ossifiées , on pourrait obtenir
avec nos eaux quelques résultats avantageux, surtout si l'on voulait
en faire un usage plus long que dans les cas ordinaires ; car , dans
ces cas , de même que dans ceux de tumeurs blanches , ce n'est pas
par jour qu'il faut compter , mais par mois. Si les malades avaient
assez de patience pour se soumettre à un traitement de deux à six
mois , combien alors d'opérations chirurgicales et de mutilations ne
seraient pas évitées dans la plupart des genres de maladies que nous
venons de passer en revue!

3me SECTION.

Maladies du système nerveux.

Un certain nombre de maladies , soit des centres nerveux , soit
des cordons nerveux qui en naissent , ont été traitées , cette année ,
à Chaudesaigues , et ont été souvent très-améliorées et quelquefois
guéries entièrement par l'usage des eaux prises pendant une ou
plusieurs saisons.

4

1° **Cerveau.**

Trois cas d'hémorrhagies cérébrales sont venus, cette année, à Chaudesaigues, et un quatrième est en traitement depuis quelques jours seulement. Les trois premiers cas appartiennent à des individus du sexe masculin ; chez deux, il y avait hémiplégie, et, chez le troisième, la paralysie était générale. Les deux premiers, qui ne sont restés à Chaudesaigues que 10 à 12 jours, et dont le traitement a été fort mal fait, par suite de l'indocilité et de l'ivrognerie des malades, n'ont rien obtenu. Le troisième, âgé de 26 ans, ancien militaire au 12me d'artillerie, fut atteint d'une paralysie générale, à la suite d'un érysipèle du cuir chevelu ; il y a 4 ans, à son arrivée à l'hôpital de Saint-Flour, il fallait que deux hommes le soutinssent sous les épaules, pour qu'il pût marcher. Deux ans après, il marchait difficilement avec deux bâtons, un de chaque main. L'année dernière, il fut envoyé à Chaudesaigues dans cet état ; après 15 jours de l'usage des bains et des douches, sur la colonne vertébrale principalement, il partit marchant assez bien avec un seul bâton. Deux mois après, il revint et gagna encore quelque chose, car, au besoin, il aurait pu se passer du bâton pour marcher. Cette année, il est revenu au mois de juin, et, après 18 jours de l'usage des bains, douches et de quelques étuves qui ont amené des sueurs copieuses, il s'est trouvé très-bien ; suivant son expression, ses jambes pesaient 10 livres de moins, étaient beaucoup plus flexibles et plus solides, sa langue était plus déliée et sa parole moins embarrassée.

Ce résultat est fort remarquable ; évidemment, les eaux ont hâté la résorption d'une grande partie du caillot sanguin qui avait succédé à l'hémorrhagie. Déjà, MM. les docteurs Verdier et J. Teilhard avaient observé que les eaux de Chaudesaigues accéléraient beaucoup la résorption du caillot, et que la paralysie, qui en est la conséquence, disparaissait avec lui. Mais une observation importante à faire, c'est de ne pas soumettre un apoplectique à leur action avant que 7 à 8 mois se soient écoulés depuis l'attaque, dans la crainte de la voir se reproduire.

Dans ce moment, nous avons en traitement, depuis deux jours, une jeune personne de 19 ans qui a été atteinte d'hémorrhagie cérébrale et d'hémiplégie, il y a près de 4 mois. Nous suivrons avec attention les résultats de l'action des eaux pour en rendre compte à nos lecteurs , si toutefois on nous le permet; car , si l'on nous eût écouté , nous n'aurions pas soumis cette jeune fille à l'action des eaux , après une attaque aussi récente.

2° **Moelle épinière.**

Plusieurs malades, atteints d'affections de la moelle épinière, avec paralysie plus ou moins avancée des membres inférieurs , constipation et évacuation involontaire des urines , ont été traités cette année et les années précédentes à Chaudesaigues , et, dans la plupart des cas, les eaux seules ont produit des résultats tout-à-fait remarquables. Je me contenterai d'en citer quelques-uns.

1er FAIT. — Une demoiselle , du canton de Massiac , atteinte de paralysie complète avec douleur de la jambe du côté et du bras gauche , par suite d'un coup violent sur la poitrine qui avait successivement donné lieu à la perte d'action des cordons nerveux qui partent du côté gauche de la moelle , se rendit à Chaudesaigues après l'usage inutile d'un grand nombre de remèdes , et deux ans après l'accident.

« La première et la deuxième année , elle prit les bains et les
« douches pendant deux saisons ; au début, il fallait la porter au
« bain ; après le premier séjour de trois semaines, qui eut lieu au
« mois de juin, elle n'obtint aucun résultat avantageux. Dans la
« seconde saison qui eut lieu au mois d'août suivant, après le
« sixième jour, elle put traîner la jambe; à son départ, cette
« jambe était moins lourde, plus sensible; elle pouvait marcher
« avec une béquille d'un côté, et soutenue de l'autre par une
« personne ; le bras et le côté gauche avaient gagné en proportion :
« l'amélioration augmenta pendant deux mois après son départ :
« l'hiver, elle perdit beaucoup; mais, l'été suivant, étant venue
« prendre les eaux pendant deux fois, comme l'année précédente ,
« à la première, les douleurs disparurent , mais les mouvements
« n'augmentèrent pas; à la deuxième , qui eut lieu au mois de
« septembre, elle gagna peu, et ce ne fut qu'au mois de décembre
« suivant qu'un mieux très-sensible se déclara et se soutint. Cette
« année , cinquième de la maladie à son arrivée, qui eut lieu le
« 6 juillet, elle marchait avec une béquille et un bâton. Lorsqu'elle
« voulait aller avec le bâton seul, tenu de la main gauche, elle
« penchait fortement du côté malade, et boitait, parce que le bras
« et la jambe gauches n'étaient pas assez forts pour lui donner un

« point d'appui solide. Pendant son séjour, elle prit bains,
« douches, étuves. Le 22 juillet suivant, cette demoiselle, qui est
« âgée de 25 ans, d'un tempérament sanguin, bien réglée et d'une
« constitution robuste, est partie, parfaitement guérie, marchant
« sans bâton et sans la moindre claudication. »

Je suis très-porté à croire que si, dans ce cas, les eaux eussent
été administrées sous la surveillance du médecin-inspecteur, suivant
une méthode rationnelle et non d'une manière déplorable, comme
cela a malheureusement lieu dans nos établissements particuliers,
la guérison eût été beaucoup plus prompte et tout aussi solide.

Cette observation nous prouve, 1º que, dans les cas graves et
anciens comme chez le sujet de cette observation, nos eaux peuvent
rendre de grands services; 2º qu'il ne faut pas désespérer de leur
action, alors même qu'elles ne produisent pas de bons effets immé-
diats; car, chez Mlle B........., ce ne fut que quatre mois après la
quatrième saison qu'ils se firent sentir d'une manière très-remarquable.

2me FAIT. — Le fait suivant est encore plus remarquable, en
ce qu'il prouve que les eaux de Chaudesaigues ont une puissance
d'action qu'on ne rencontre ni au Mont-Dore, ni à Bagnols, ni à
Balaruc.

« Un habitant d'Aurillac, âgé de 52 ans, fut atteint presque
« subitement d'une paralysie des membres inférieurs, il y a une
« douzaine d'années, avec constipation et émission involontaire de
« l'urine. Après un mois de traitements inutiles dans sa maison,
« il fut envoyé, par le docteur Sérignol, à Chaudesaigues. A son
« arrivée, il ne marchait qu'autant qu'on le soutenait sous chaque
« épaule. Au bout de cinq jours, il marchait avec un bâton, et,
« au bout de 15, il put retourner seul à Aurillac. Le traitement
« avait consisté en bains, douches et étuves qui avaient produit
« une abondante transpiration; chez lui, l'amélioration continua;
« l'année suivante, l'idée lui prit d'aller au Mont-Dore; après la
« saison, il retomba dans son état primitif; désolé du retour de sa
« maladie, il partit l'été suivant pour Montpellier, d'où on l'envoya
« à Balaruc où il n'obtint aucun résultat avantageux; de retour à
« Montpellier, on lui appliqua 4 cautères profonds sur les côtés
« de la colonne vertébrale; après deux mois 1/2, il était dans le
« même état; les deux années précédentes, il fut à Bagnols
« (Lozère), et ne fut pas plus heureux. Enfin, il se décida, il y a

« deux ans , à revenir à Chaudesaigues ; dès la première année , il
« en partit, pouvant marcher en s'appuyant sur le bras d'une per-
« sonne comme on le fait en se promenant. La deuxième année ,
« après le cinquième jour , il put aller seul avec sa canne , et le
« mieux augmenta, lorsqu'il fut de retour chez lui ; cette année ,
« il est revenu par reconnaissance et pour une légère sciatique qui
« a disparu. »

3me FAIT. — « Un lieutenant au 14me de ligne , en garnison à
« Agen , atteint depuis quelque temps de diminution dans la
« sensibilité et dans la force musculaire de la jambe gauche , y
« éprouvait aussi de la raideur ; il pouvait marcher, mais il
« n'aurait pu sauter; ayant changé de bataillon , il se rendit à
« Aurillac , où, dès le lendemain de son arrivée , il se trouva
« paralysé des deux jambes. Il y avait constipation, sortie invo-
« lontaire de l'urine, douleurs sourdes à l'union des vertèbres
« lombaires et dorsales. Après trois mois de traitement à l'hôpital ,
« il commença à pouvoir se tenir sur les jambes et à faire quel-
« ques pas avec une canne ; 15 jours plus tard , étant un peu plus
« fort, on l'envoya à Chaudesaigues. Après trois semaines de
« séjour, pendant lesquelles il prit 18 bains, autant de douches sur
« la colonne et les jambes, et l'étuve sèche qui excita une abon-
« dante transpiration , cet officier avait beaucoup gagné ; il pouvait
« marcher sans trébucher , faisait de longues courses sans se fati-
« guer, et pouvait aller sans soutien. Néanmoins, comme il éprou-
« vait encore un peu de douleur dans les reins , on l'envoya à
« Montpellier passer l'hiver , à cause de la douceur du climat. Là ,
« quatre cautères, appliqués sur les côtés de la colonne vertébrale,
« firent disparaître les douleurs lombaires ; après un séjour de trois
« mois, il put rejoindre son régiment, faire à pied les longues
« routes nécessitées par les changements de garnisons , et reprendre
« un service actif. Deux ans après , en février 1848 , ayant bivaqué
« dans les rues de Paris, la douleur de reins reparut, ainsi qu'un
« peu d'affaiblissement dans les membres inférieurs ; quelques
« frictions laudanisées les calmèrent ; néanmoins, l'administration
« l'a renvoyé, cette année, à Chaudesaigues , pour reprendre les
« eaux ; il y est resté six semaines : le premier mois, il s'en est
« très-bien trouvé, mais quelques jours de froid qui sont survenus
« ont empêché le mieux d'augmenter ; néanmoins , à son départ ,
« il était fort satisfait de son séjour. »

4me FAIT. — « Un habitant de St-Flour, âgé de 39 ans, atteint
« depuis deux ans 1/2 de douleurs dans les reins et de faiblesse
« dans les jambes, a vu successivement cette faiblesse augmenter,
« ainsi que les douleurs de reins, malgré divers traitements appro-
« priés. Dans ces derniers temps, surtout, sa constitution, natu-
« rellement délicate, s'était beaucoup affaiblie ; la constipation,
« ainsi que l'émission involontaire d'urines, avec dépôt abondant
« de matières blanches et glaireuses, existaient ; des coliques
« nerveuses, survenues trois semaines avant son arrivée, avaient
« altéré fortement les fonctions digestives, et par suite la nutrition,
« la fièvre s'était développée ; il y avait dégoût pour les aliments,
« et, d'ailleurs, impossibilité pour l'estomac de les supporter ; la
« marche, mal assurée, ne pouvait s'effectuer sans canne et sans
« trembler ou trébucher. Deux purgations légères, avec 15 grammes
« de sulfate de magnésie chacune, débarrassèrent l'intestin d'une
« quantité de matières dures et arrondies, les coliques se cal-
« mèrent, les fonctions de l'estomac se rétablirent bientôt, sous
« l'influence des eaux thermales prises en bains, douches, boissons
« et étuves ; l'appétit devint très-vif, les selles se réglèrent, les
« urines mieux conservées cessèrent d'être aussi bourbeuses, et le
« besoin de les expulser se fit sentir. Enfin, après un mois de
« séjour, la santé générale s'était beaucoup améliorée, les jambes
« étaient un peu moins faibles, moins lourdes, et la marche plus
« assurée ; la douleur de reins seule persistait avec une intensité
« presque égale. »

Sans pouvoir juger définitivement de l'action des eaux dans le
cas qui précède, puisque c'est pour la première fois que ce malade
les a prises et qu'on ignore encore leur effet consécutif, qui ne se
produit souvent que plusieurs mois après le départ des baigneurs,
on peut affirmer que leur essai, dans un cas aussi avancé et sur un
sujet aussi faible, non seulement n'a pas nui comme on aurait pu
le redouter, mais encore a produit des avantages très-notables,
d'abord sous le rapport de la nutrition et de la santé générale, et
ensuite sur la maladie locale elle-même en posant un temps d'arrêt
à sa marche qui, depuis quelques mois surtout, était très-rapide,
si ce temps d'arrêt peut persister jusqu'à l'année prochaine, il est
permis d'espérer qu'une nouvelle saison, plus longtemps prolongée,
arrêtera entièrement la marche de la maladie et nous mettra sur
la voie d'une guérison solide. Un mois après, j'ai revu ce malade

en consultation avec M. le docteur Brémont, de Saint Flour ; il n'avait rien gagné et rien perdu. Nous avons été obligés d'avoir recours à une autre médication.

5me et 6me FAIT. — « Deux malades , l'un d'Allanche et l'autre
« d'Aurillac , ont été également atteints de faiblesse et de douleur
« des jambes ; la défécation et l'émission de l'urine se faisaient
« difficilement ; il y avait une douleur aux lombes qui avait pré-
« cédé chez tous les deux ; la maladie reconnaissait pour cause une
« transpiration supprimée. Celui d'Allanche , chez qui la maladie
« datait de deux ans , n'éprouvait qu'une douleur légère dans les
« reins , mais sa jambe gauche surtout était si faible qu'il n'aurait
« pas été capable d'enjamber une pierre grosse comme un œuf sans
« soulever cette jambe avec la main ; ordinairement , à son lever ,
« il se trouvait assez bien ; mais , lorsqu'il avait marché quelques
« minutes , la faiblesse se manifestait de nouveau , et il traînait ses
« jambes ; il ne pouvait se livrer à aucun travail pénible et pro-
« longé ; je suis porté à croire qu'il n'y avait qu'une simple con-
« gestion de la moelle. Quinze jours de l'usage des eaux en bains
« et douches presque froids et peu prolongés , en 1848 , produi-
« sirent un soulagement très-marqué , puisque , à son arrivée , il
« marchait avec deux bâtons , et qu'à son départ il s'en passait.
« De plus, les voies digestives étaient en bien meilleur état,
« puisque , avant l'usage des eaux , il mangeait peu et que sa
« nourriture l'embarrassait ; tandis qu'à son départ, il avait bon
« appétit et pouvait le satisfaire impunément. L'amélioration ne
« s'étant pas démentie dans le courant de 1849 , il est venu pour
« consolider la guérison et a été fort satisfait de son nouveau séjour,
« pendant lequel il a fait usage des eaux ferrugineuses de la fon-
« taine de Lacondamine. Le malade d'Aurillac éprouvait particu-
« lièrement des douleurs dans le bas des reins et dans les fesses ;
« il lui semblait qu'un poids considérable y était attaché et le
« tirait en arrière , et , en bas , ses jambes étaient endormies et
« avaient perdu une partie de leur sensibilité et de leur force ;
« quelquefois , elles étaient agitées de mouvements convulsifs.
« L'affection était survenue après la suppression d'une abondante
« sueur des pieds à laquelle il était habitué. Chez celui-ci , l'affec-
« tion avait son siége dans l'extrémité inférieure de la moelle ,
« et l'indication formelle étant chez lui de rappeler la sueur , il
« prit , outre les bains et les douches , les étuves sèches pen-

« dant 17 jours , et se trouvait beaucoup mieux à son départ.

« Deux autres malades, quoique atteints , moins fortement que
« les précédents, de paraplégie commençante , compliquée chez
« l'un de danse de St-Guy , n'ont obtenu aucun résultat avanta-
« geux , du moins pendant leur séjour aux bains ; du reste , ils ont
« été pleins d'indocilité et n'ont jamais ni réclamé , ni voulu
« suivre les conseils du médecin. »

3° **Affections nerveuses diverses.**

Les affections nerveuses, névralgies, névroses ou autres qui se sont
présentées à mon observation dans le courant de cette année , les
névralgies sciatiques exceptées , ont été fort rares ; ainsi , je n'ai
rencontré , 1° qu'une affection des nerfs optiques ; 2° une névralgie
rhumatismale de la cinquième paire de nerfs , de la sixième et du
facial ou portion dure de la septième paire ; 3° une paralysie du
muscle deltoïde par contusion ou tiraillement du nerf axillaire ;
4° une névralgie du nerf médian et du nerf cubital ; 5° une paralysie d'une partie des muscles du membre inférieur par contusion
du nerf sciatique dans une chute sur le moignon de la fesse.

Quelques-uns de ces faits méritent que nous entrions dans
quelques développements.

1er ORDRE DE FAITS. — *Amaurose.* — Elle existait chez un
propriétaire de Saint-Martin-Valmeroux , âgé de 33 ans ; elle
était incomplète et caractérisée par un affaiblissement très-consi-
dérable de la vue , par la présence de points , de lignes noires , de
feux follets , l'abolition presque complète des mouvements de la
pupille , la transparence parfaite de l'œil , etc. Pendant 5 ans, ce
malade , qui avait pris les conseils des meilleurs oculistes de Paris ,
avait fait un traitement actif, composé de séton à la partie postérieure du cou , de vésicatoires plusieurs fois répétés sur la tête , de
pilules de Sédillot , etc. Enfin, après avoir épuisé tous les remèdes,
sans en avoir retiré de résultat avantageux , il se décida à venir
prendre les eaux à Chaudesaigues à plusieurs reprises, pendant
quinze jours chaque fois ; dès la première saison, il se trouva
mieux ; la vue devint plus nette ; pendant la seconde et la troi-
sieme, il obtint encore une amélioration plus grande. Depuis trois
années, quoique n'étant pas entièrement guéri , il avait négligé de
venir sans rien perdre de ce qu'il avait gagné, et cependant, ayant

pris froid pendant que son corps était en sueur dans un buron , lieu où l'on fabrique les fromages en Auvergne , il éprouva , pendant près de trois à quatre mois , des maux de tête violents. Cette année , il est venu pour tâcher de compléter sa guérison ; il n'aperçoit plus de points noirs , la pupille présente une mobilité très-appréciable , il distingue assez bien les objets de près , seulement ils lui paraissent enveloppés d'un léger nuage. Ce malade attribue l'état dans lequel il s'est trouvé à des démangeaisons galeuses qui avaient coutume de se produire au printemps de chaque année , et qui n'existent plus maintenant , ou bien à une affection syphilitique dont il a été atteint antérieurement. Quoiqu'il ait subi divers traitements appropriés , je serais assez porté à admettre cette dernière cause , car il porte encore quelques traces d'accidents consécutifs qui prouvent que le principe de la maladie n'a pas été complètement neutralisé.

L'amélioration très-notable , obtenue dans ce cas , par la seule action des eaux de Chaudesaigues et la provocation de sueurs abondantes , quand tous les autres remèdes avaient été impuissants , n'est pas la seule que nous possédions , on en trouve une autre très-concluante dans la brochure intitulée : *Recherches sur les propriétés médicales des eaux de Chaudesaigues* , par J. Teilhard , 1842 , p. 60.

2me ORDRE DE FAITS. — *Paralysie rhumatismale incomplète de la* 5me , *de la* 6me *paire de nerfs et du facial ou portion dure de la* 7me *paire.* — L'hiver dernier , le malade , atteint de cette affection , âgé de 29 ans , s'était trouvé exposé sur la montagne à un vent froid et humide qui lui soufflait sur le côté droit du visage , pendant que son corps était en sueur. Dès le lendemain , il éprouva des douleurs assez vives dans le côté droit de la face , dans l'œil correspondant et dans le front. Les douleurs durèrent plus d'un mois , sans qu'il fit d'autres remèdes que des fumigations de genièvre ; lorsqu'elles commencèrent à diminuer , il s'aperçut que l'œil droit louchait en dedans par suite de la paralysie du muscle droit externe , et que la face , ainsi que la bouche , étaient déviées à gauche par suite de la paralysie des muscles du côté droit. Lorsque je l'examinai , il y avait six mois que la maladie existait ; je constatai tous ces symptomes , plus la déviation de la langue et de la luette à gauche. Un de mes amis , le docteur Gigon , d'Angoulême , fut atteint d'une affection à peu près semblable , il y

a trois ans ; les avis des médecins de la localité ayant varié
sur le diagnostic, il vint à Paris après avoir essayé de beaucoup de remèdes, se soumit à l'électricité qui lui fut admi-
nistrée par mon excellent collègue et ami le docteur Tassy :
mais, n'ayant pas obtenu des résultats bien avantageux, nous
décidâmes avec nos amis et compatriotes le professeur Bouillaud et
le docteur Melier, membre de l'académie de médecine, que
l'affection était de nature rhumatismale et que les eaux d'Enghien
pourraient en amener la guérison ; c'est, en effet, ce qui eut lieu
après un mois de séjour à ces bains.

M'appuyant d'une part sur ce fait, et considérant d'une autre
part, 1° la cause qui avait donné lieu à la maladie ; 2° que ce
malade n'était pas hémiplégique, je pensai que l'affection ne
dépendait point d'une maladie cérébrale, mais résidait purement
et simplement dans les cordons nerveux, je conseillai la douche,
le bain et l'étuve sèche et, en 15 jours, la maladie fut presque
complètement guérie.

3ᵐᵉ ORDRE DE FAITS. — *Paralysie du muscle deltoïde gauche.* — Le
malade, qui fait le sujet de cette observation, âgé de 50 ans, très-fort,
d'une taille avantageuse et d'un grand embonpoint, fit une chute de
cheval, le 20 mai précédent (nous étions alors au 21 juin), sur la
partie antérieure du moignon de l'épaule gauche. Après la dispa-
rution de la contusion et de l'ecchymose considérable qui avait eu
lieu, il conserva une paralysie du muscle deltoïde, résultant du
froissement, du tiraillement ou de la commotion du nerf axillaire. Le
bras était flasque, pendant le long du corps, et ne pouvait en être
écarté par le malade qui le portait en écharpe. La sensibilité était très-
obtuse dans le moignon de l'épaule. Je pratiquai une saignée avant
l'usage de la douche et du bain, et je conseillai concurremment
l'usage d'un liniment ammoniacal avec addition de 0,20 centigrammes de strychnine pour 120 grammes de liniment. Au bout
de quelques jours, il commença à distinguer la chaleur de la
douche, puis à remuer le bras et à l'écarter du tronc ; après dix
jours seulement, des affaires l'obligèrent à partir, alors le bras
exerçait déjà des mouvements fort étendus, il pouvait l'écarter du
tronc, porter la main à son chapeau et avait recouvré une grande
partie de sa sensibilité ; cette amélioration s'est maintenue ; je ne
doute pas que, s'il eût pu prendre la douche pendant un mois, il
n'eût à peu près complètement guéri.

4.me ORDRE DE FAITS. — *Contusion du nerf sciatique.* — Le malade en question était âgé de 61 ans, lorsqu'en descendant de la rotonde d'une voiture publique, pendant qu'elle marchait, il se foula d'abord le pied, puis, emporté par le mouvement de la voiture, il tomba avec violence sur le moignon de la fesse droite qui reçut une commotion et une contusion très-forte; il fallut l'emporter. Au bout de quelques jours, on reconnut qu'il n'y avait rien de fracturé, et, trois mois après, marchant avec des béquilles, il vint prendre les eaux de Chaudesaigues qui ne produisirent en 15 jours aucun effet avantageux. Alors il partit pour Brest, prit deux ans de suite les bains de mer qui lui firent beaucoup de bien, ce qui lui permit de quitter les béquilles et de marcher avec un simple bâton. Cette année, il est venu à Chaudesaigues passer 15 jours pour tâcher d'améliorer encore son état et pour des douleurs et raideurs qu'il éprouvait dans les membres inférieurs. Effectivement, à son départ, il marchait avec plus de facilité, souvent en tenant la canne sous le bras, et n'avait plus les raideurs et les douleurs qu'il avait apportées.

5.me ORDRE DE FAITS. — *Névralgies.* — Je n'ai observé qu'une névralgie du nerf médian et du nerf cubital, quelques névralgies des nerfs cruraux, mais beaucoup de névralgies des nerfs sciatiques.

1° Névralgie du nerf Médian.

Elle existait chez une demoiselle, âgée de 25 ans, de Saint-Martin-Valmeroux. Dans l'été de 1844, elle commença à éprouver de légères douleurs dans les doigts de la main gauche; elles augmentèrent successivement et s'étendirent jusque vers le milieu du bras. Ayant fait des frictions avec de l'eau-de-vie camphrée pour remédier au fourmillement qui existait dans les quatre premiers doigts, quatre à cinq jours après l'usage de ces frictions, le 27 février, elle prit une grande violence. Ce fut pendant la nuit, après le réveil, qu'elle se déclara subitement. Elle commençait vers le milieu du bras gauche et suivait exactement le trajet du nerf médian et ses divisions. La malade l'attribua à un retard dans les règles et à une diminution dans la quantité de sang excrété. Cette douleur, malgré un traitement immédiat très-actif, dura trois semaines, très-violente avec fièvre; il y avait quelques moments de relâche; pendant ce temps-là, on appliqua sur le bras et l'avant-bras sept vésicatoires qu'on pansa avec l'acétate de morphine. Alors elle commença à se lever en portant en écharpe son bras qui n'avait pas de force et qui avait beaucoup diminué de volume. Cinq autres semaines se passèrent encore sans que la force revint. Ce ne fut que deux mois après les fortes douleurs que la force commença à renaître peu à peu, et qu'elle put faire un peu usage de son bras.

A son arrivée à Chaudesaigues, le 20 juillet, elle ne souffrait pas, mais son bras était beaucoup plus faible que l'autre, il était aussi moins gros et plus faible lorsqu'il faisait froid. Après 12 jours, pendant lesquels elle prit des douches, des bains et des étuves, elle se trouva très-bien, non seulement son bras n'avait plus de douleur, mais encore il avait acquis plus de souplesse, de force et de volume, et était presque aussi gros et aussi fort que l'autre.

2° **Névralgie du nerf cubital.**

N'ayant pu revoir la femme qui portait cette affection, vu l'état d'anarchie qui règne dans nos bains, je ne puis pas savoir quelle a été l'action des eaux dans ce cas, et me trouve bien à regret dans l'obligation de le considérer comme nul et non avenu. Toutefois, si l'on considère, 1° que les névralgies sciatiques, ainsi que nous allons le dire dans l'article suivant, sont très-nombreuses à Chaudesaigues, et y guérissent très-facilement; 2° que la névralgie du nerf médian, dont il vient d'être question, y a disparu en 12 jours, on sera porté à admettre que cette névralgie du nerf cubital a dû y être soulagée, sinon guérie, et qu'il devra en être de même pour toute névralgie affectant de gros cordons nerveux.

3° **Névralgies sciatiques.**

On est étonné de voir le grand nombre de névralgies sciatiques qui se rendent à Chaudesaigues, comparativement à celles qu'on rencontre sur d'autres parties du corps. En compulsant attentivement les observations que j'ai recueillies, je trouve 19 cas de névralgies sciatiques bien caractérisées. Dans la plupart des cas, la douleur avait débuté par les reins, légère au début; elle avait augmenté peu à peu chez la plupart, tandis que, chez quelques-uns, elle avait débuté tout à coup et avec violence, puis elle

s'était successivement étendue dans la fesse, vers la tubérosité sciatique, s'était dirigée vers la partie postérieure ou latérale de la cuisse et le plus souvent parvenue à la division du
nerf sciatique en poplité interne et en poplité externe, vers le
milieu de la partie postérieure de la cuisse ; suivait ce dernier
cordon, tantôt jusqu'au côté externe du genou où elle s'arrêtait,
tantôt jusque sur le dos du pied et dans les orteils où les divisions
vont se ramifier. Dans deux cas seulement, elle suivait le trajet du
nerf poplité interne ; celui du nerf tibial postérieur passait avec
lui derrière la malléole interne, et s'enfonçait sous la plante du
pied où elle se faisait sentir avec beaucoup d'acuïté.

Les guérisons ou les améliorations des névralgies sciatiques se
rencontrent si communément ici, et les eaux de Chaudesaigues
jouissent, à si juste titre, dans le Cantal et autres lieux voisins,
d'une grande réputation dans cette espèce de névralgie, que,
malgré l'importance de cette affection, je ne citerai avec quelques
détails que deux observations, parce qu'elles sont des mieux
caractérisées. Il est rare que la guérison ou du moins une très-
grande amélioration ne survienne pas dès la première saison. Si la
maladie a quelquefois paru résister pendant le premier séjour des
malades, ou la guérison ne s'est pas fait attendre longtemps après
leur départ, ou bien elle n'a pas résisté à une seconde ou à une
troisième saison, et, dans les cas où la guérison n'a pas eu lieu,
c'est que le diagnostic de la maladie avait été mal fait, et qu'on
avait confondu avec la sciatique une affection de l'articulation
coxo-fémorale qui présente en effet, dans quelques cas, une certaine
analogie avec elle, parce que la douleur, partant du haut de
la cuisse, s'étendait quelquefois dans les deux maladies jusqu'au
côté externe du genou ; or, ainsi que nous l'avons dit à l'article
rhumatismes articulaires, les affections de cette articulation, rhumatismales ou autres, résistent pour l'ordinaire fort longtemps à
l'action même bien dirigée et longtemps prolongée de nos eaux.

1er FAIT. — « Un cordonnier, âgé de 44 ans, demeurant à
« Saint-Simon, canton d'Aurillac, d'un tempérament lymphatico-
« bilieux, d'une constitution maigre et délicate, fut pris, en 1844,
« d'une douleur commençant dans les reins, d'où elle s'étendait
« jusqu'au pied, en suivant le trajet du nerf sciatique. La douleur
« débuta subitement et avec tant de violence, pendant qu'il
« portait des lettres en qualité de facteur rural, qu'il fallut

« l'emporter sur un cheval à son auberge , où il resta quatre mois
« au lit, sans qu'on lui fît de traitement. Au bout de ce temps-là ,
« on l'envoya à Chaudesaigues où il resta dix-sept jours. Alors , il
« partit complétement guéri , tandis qu'à son arrivée , il éprou-
« vait de vives douleurs.

« Pendant trois ans , il se porta bien ; alors l'autre jambe fut
« prise de douleurs semblables qui nécessitèrent comme les précé-
« dentes un séjour de quatre mois au lit. Cette fois, on lui fit
« seulement faire des frictions avec un liniment volatil ammo-
« niacal. Lorsqu'il put se lever , il se rendit à Chaudesaigues
« pouvant à peine mettre un pied devant l'autre , en s'appuyant
« sur deux bâtons et ne s'asseyant qu'avec de grandes difficultés ;
« au bout de 15 jours de douches , bains et étuves, il fut guéri ,
« et partit sans bâton et sans boiter , se portant bien.

« Depuis lors , sa santé avait été bonne jusqu'à l'hiver dernier ,
« où il lui survint un rhume, un peu de faiblesse et des fourmille-
« ments dans les jambes. Arrivé le 28 juillet, il est parti le 8 août
« après 10 bains, se trouvant fort soulagé et ne conservant plus
« qu'un peu de fourmillement dans la jambe gauche. »

2me FAIT. — « Un jeune homme , âgé de 29 ans , d'un tempé-
« rament sanguin et d'une bonne constitution , marchand de
« bestiaux à Saint-Cernin (Cantal) , fut pris , il y a environ un
« an , d'une douleur commençant dans les reins et s'étendant
« jusque dans les doigts du pied droit, en suivant la direction du
« gros nerf sciatique et du nerf poplité externe ; la douleur aug-
« menta peu à peu et, au mois de décembre dernier , elle a été
« assez forte pour nécessiter l'application de quarante sangsues et
« de trois vésicatoires qui amenèrent un soulagement marqué ;
« quelque temps après , le malade put vaquer à ses occupations ;
« cependant, il trouvait que sa jambe était lourde et raide pen-
« dant la marche, quoiqu'il souffrit moins qu'étant assis. Il prit
« deux flacons de pilules de Lartigue, fit des frictions avec l'huile
« camphrée de camomille , et vint à Chaudasaigues , le 13 juillet ,
« prit douches , bains et étuves. Après huit jours de l'adminis-
« tration des eaux, il éprouva un accroissement très-vif dans sa
« douleur sciatique qui, à son arrivée , était sourde et peu sen-
« sible (cet effet se manifeste très-souvent au grand étonnement
« des malades), mais, bientôt, elle diminua de jour en jour , et

« disparut complètement vers la fin de juillet , époque à laquelle
« il est retourné chez lui très-satisfait de l'usage des eaux. »

4° **Névralgie crurale.**

La névralgie crurale vient après la névralgie sciatique pour la
fréquence : assez souvent même , elle se montre concurremment
avec la précédente. Jusqu'à présent , j'en ai rencontré sept cas bien
caractérisés ; dans tous , il y a eu une amélioration très-notable ou
guérison , et cela ne doit pas étonner; on aurait même plutôt lieu
d'être surpris du contraire , car , du moment où nos eaux ont produit des résultats si avantageux dans les névralgies que nous venons
d'examiner , des résultats se répétant fréquemment et d'une manière presque constante à l'observation de tous les médecins qui ont
été en position de les étudier , on ne voit pas pourquoi la névralgie
crurale ferait exception à la règle. Afin de ne pas trop allonger ce
rapport , je m'abstiendrai d'en rapporter des exemples.

6ᵐᵉ ORDRE DE FAITS. — *Névroses.* — Les seules névroses bien
caractérisées que nous ayons eues à traiter sont des céphalalgies
existant pour ainsi dire d'une manière continue depuis un temps
plus ou moins long.

Céphalée ou Céphalalgie. — Cinq cas de céphalalgies se sont
présentés à mon observation : quatre chez des femmes et un chez
un homme. Chez deux seulement , les eaux, administrées en bains,
douches et boissons , ont amené une grande amélioration ; les trois
autres n'ont rien obtenu des mêmes moyens. Cela tient probablement ou bien à ce que la cause n'ayant pas été neutralisée , les
effets ont continué; ainsi, le jeune homme se masturbait trois à
quatre fois par jour , et c'était là la cause qui avait donné lieu au
mal de tête et qui l'entretenait. Rien d'étonnant que la douche
presque froide ait échoué dans ce cas) ; ou bien à ce qu'il existait ,
soit dans le cerveau , soit dans ses enveloppes , soit dans les
parties constituantes du crâne , quelques productions morbides
(tubercules , tumeurs, névrose, etc.), ou quelque altération qu'il
n'est pas toujours facile d'apprécier ou de déduire logiquement ,
soit de l'interrogatoire , soit de l'observation plus ou moins longtemps prolongée des malades. Il serait pourtant bien important de
pouvoir fixer ces derniers d'une manière positive à ce sujet ; ainsi,
des deux autres malades , sur lesquelles les eaux n'ont produit

aucun résultat , l'une avait eu une hémorrhagie cérébrale au mois de janvier 1848 , dont les symptomes de paralysie concomitants avaient disparu au mois d'août de la même année à Chaudesaigues , où elle avait pris pendant 15 jours des bains , des douches , voir même des étuves de son chef et sans direction. Il ne lui était resté qu'un grand mal de tête , pour lequel elle était encore venue cette année , et contre lequel les eaux n'ont pas eu plus de succès que l'année dernière.

L'autre , âgée de 36 ans , avait son mal de tête depuis 15 ans ; elle était atteinte d'une amaurose incomplète ; son père était mort aveugle de la cataracte qui avait été opérée avec peu de succès.

Des deux autres sujets qui ont guéri , l'une était une jeune fermière , de la commune de Sainte-Eulalie , arrondissement de Mauriac , dont les douleurs existaient depuis trois ans , mais surtout depuis un an , à toute la calotte du crâne ; il lui semblait qu'elle avait la tête serrée dans un étau. Cet état était accompagné de faiblesse des jambes , d'engourdissement et de douleurs dans les bras , surtout dans le droit. Après avoir subi les traitements les plus variés , séton , moxa , vésicatoires , saignées , sangsues , etc. , sans avoir obtenu autre chose qu'un peu de diminution dans la faiblesse des jambes , les douleurs des bras et leur engourdissement , elle est partie de Chaudesaigues , quinze jours après son arrivée , guérie de son mal de tête et de l'engourdissement des jambes et des bras , et bien portante , bien que la maladie menaçât de devenir grave.

La quatrième malade est aussi fort intéressante ; mais , son observation étant fort longue , je me contenterai de dire que cette dame , âgée de 44 ans , de Vic-sur-Cère , près Aurillac , tempérament nerveux , constitution sèche , encore bien réglée , éprouvait depuis 4 à 5 ans des douleurs rhumatismales dans la tête , le front, toute la calotte du crâne , la face , etc. ; qu'après avoir passé par diverses phases et subi des traitements fort variés , voyant le mal de tête et de la face persister et même augmenter d'année en année , qu'elle éprouvait des étourdissements tous les deux ou trois mois , elle prit le parti de venir à Chaudesaigues , fin juillet 1848 , où elle prit , en dix-sept jours , dix-sept bains et treize douches sur la tête à une très-basse température , sans étuves. Depuis lors , les maux de tête et les étourdissements ont complètement disparu, ainsi que les bruits de chant de cigale et de cloche dont le son semblait sortir d'un puits. Un mois après son retour chez elle , ayant pris froid , ses douleurs se reproduisirent pendant quinze jours seulement ; tout l'hiver se passa bien ; mais , pendant le mois de juillet dernier , les douleurs ont reparu un peu plus intenses , et , bien qu'elles se soient promptement dissipées , craignant leur retour , elle est revenue , cette année , à Chaudesaigues , du 6 au 22 août , suivre le même traitement de l'année précédente. Elle s'en est fort bien trouvée.

Enfin , pour terminer ce qui est relatif au système nerveux , je dirai que quelques observations , peu nombreuses à la vérité et pas assez complètes encore pour me permettre de me prononcer d'une manière définitive , me portent à croire que les Eaux thermales de Chaudesaigues jouissent à un assez haut degré de la propriété de calmer le système nerveux irrité , surexcité ou fatigué , et que les personnes , qui exercent des professions qui nécessitent une grande action des facultés cérébrales , ou bien les convalescents chez qui il ne reste plus qu'un affaissement du système nerveux , y trouveront , sinon une guérison complète , du moins un soulagement plus prompt et plus marqué qu'en tout autre lieu. Je me propose , à la saison prochaine , d'étudier , avec la plus sérieuse attention , tous les cas qui se présenteront à moi et qui pourront être rangés dans une de ces catégories.

Maladies des organes de la digestion.

Les affections de l'appareil digestif sont assez communes chez les baigneurs qui fréquentent les eaux de Chaudesaigues , mais , le plus souvent , elles existent concurremment avec des affections de nature différente , telles que les rhumatismes , les douleurs nerveuses , les affections du foie , etc. La plupart de ces maladies tiennent, pour l'ordinaire, à la mauvaise qualité des aliments dont usent les paysans du Cantal. Sous l'influence d'une alimentation insuffisante et d'un travail forcé pendant quelques mois de l'année, nécessité par la rapidité avec laquelle les récoltes arrivent à maturité et doivent être enlevées du sol , se montre une débilité de l'estomac qui est bientôt suivie de difficulté et de trouble dans les digestions

caractérisées par des pesanteurs, des rots, des aigreurs, des regur-
gitations, de l'anorexie et du dégoût pour les aliments. Rien de
surprenant qu'un pareil état de l'estomac et des voies digestives
soit guéri par l'usage des eaux thermales en bains, boissons,
douches et par le repos que les malades prennent à Chaudesaigues.
En effet, la composition chimique de ces eaux, passablement
chargées de principes alcalins, tels que les carbonates de soude, de
chaux, de magnésie, etc., de principes fortifiants et digestifs,
oxyde de fer, sous-carbonate de fer, gaz azote, indiquent assez
qu'elles conviennent dans ces cas et dans les engorgements bilieux
du foie. L'expérience nous apprend encore que des affections, passées
à un état plus avancé et, par conséquent, plus graves, sont également
ment susceptibles de s'améliorer, et même de guérir complètement
ici. On en trouve plusieurs exemples remarquables dans l'ouvrage
de M. J. Teilhard, page 71 et suivantes. Parmi les cas que j'ai
observés cette année, je me contenterai d'en rapporter trois.

1re Observation. — *Engorgement de la partie pylorique de l'estomac,
du duodenum et du foie.* — Un cultivateur, âgé de 54 ans, de
Vigrou, canton de Pierrefort, tempérament bilieux et d'une constitution détériorée, éprouvait, depuis dix-huit mois, des douleurs
dans les reins et tout autour du corps au niveau de la ceinture Au
début, les douleurs étaient légères, elles ont augmenté peu à peu ;
aujourd'hui, il ne les ressent pas toujours. Ordinairement, c'est
après le repas qu'elles se manifestent, quelquefois avant ; dès le
matin, lorsqu'elles existent, il survient des rapports aigres, nido-
reux, des eaux à la bouche, des vomissements de salive ou glaireux,
ou bien des vomituritions, suivant que l'estomac est vide ou plein ;
elles durent ainsi deux ou trois heures, s'apaisent et recommencent
dans la même journée ou plus tard ; depuis quelques temps, il n'a
pas d'appétit, ne peut manger que fort peu à la fois, s'il ne veut pas
vomir ; encore les aliments, quelle que soit la quantité introduite,
lui causent-ils un dérangement assez grand et passent-ils mal. Il a
beaucoup maigri, son teint est jaune paille et ses pommettes offrent
une couleur rouge disséminée sous forme de petits vers. L'épigastre
présente une sensibilité marquée à la pression. Le foie, qui fait
une saillie assez prononcée au-dessous des côtes, est le siége
d'un léger engorgement ; néanmoins, on ne trouve point de tumeur
manifeste à l'endroit du pylore, bien qu'il paraisse certain que les
aliments traversent difficilement son passage. Cet homme ne peut

plus se livrer aux travaux de sa profession. A son arrivée à Chaudesaigues, le 12 juillet, comme il éprouvait de grands maux de tête, je lui pratiquai une saignée du bras de 250 grammes qui le soulagea beaucoup et lui permit de reposer; il prit tous les jours un bain d'une heure à 25° centigrades, une douche de 20 minutes à 25° sur la région épigastrique et épathique, trois verres d'eau thermale matin et soir avec addition de 2 grammes de bicarbonate de soude et 1 litre d'eau de Sainte-Marie coupée avec très-peu de vin, au repas. Quelques jours après, les selles se réglèrent, les aigreurs, les rapports, les vomissements liquides et solides disparurent, la région du foie devint plus libre, l'appétit se développa, son teint perdit sa couleur jaune et devint rose, le mal de tête cessa, le sommeil reparut, les forces augmentèrent, et, au bout de quinze jours, il put quitter les bains, très-amélioré et en bonne voie de guérison.

Cette amélioration rapide, sous l'influence de nos eaux, est digne d'attention, en ce sens que cette maladie, qui, depuis dix-huit mois, allait sans cesse en augmentant, s'est promptement améliorée, et que le malade désespérait de se guérir, attendu que les remèdes qu'il avait faits antérieurement n'avaient produit aucun résultat avantageux, et que les médecins qu'il avait consultés lui avaient donné peu d'espoir.

2me Observation. — *Affection gastro-hépathique.* — Une jeune femme de Nossel (Aveyron), mariée à un cultivateur, d'un tempérament lymphatico-sanguin, de bonne constitution brune, bien réglée et sans enfants, éprouvait depuis trois ans une douleur immédiatement au-dessous des côtes du côté droit dans la région du foie; une pression même modérée y déterminait de la douleur dans l'étendue de 8 à 10 centimètres; il s'y joignait une autre douleur dans l'épaule droite, s'étendant jusque dans les doigts, et une autre dans la cuisse droite, s'étendant jusqu'au pied; il y avait souvent de la constipation nécessitant de légères purgations; la bouche était amère, pâteuse; elle avait soif, de l'inappétence, des pesanteurs d'estomac, des éructations, des aigreurs après le manger, et enfin une proéminence assez sensible du foie au-dessous des côtes; le teint était jaune, bilieux, les conjonctives étaient aussi jaunes, et une légère teinte ictérique était répandue sur tout son corps.

Elle a été traitée à Rhodez par l'application de deux cautères, l'un sur le côté, l'autre sur la région de la hanche. Mais, bien qu'ils aient suppuré assez longtemps, ils n'ont produit aucun résultat avantageux.

Après s'être purgée avec 45 grammes de sulfate de magnésie, elle prit la douche à 30° centigrades sur le côté malade, un bain de 3/4 d'heure à 30°, une étuve humide tous les deux jours et deux verres d'eau thermale matin et soir avec addition de 1 gramme de bicarbonate de soude. Sous l'influence de ce traitement, des sueurs assez abondantes survinrent, la douleur augmenta vers le cinquième jour, l'inappétence persista, un léger mouvement fébrile se développa; mais, avec un peu de repos, tous ces symptomes cessèrent, et une amélioration considérable, tant dans l'affection locale que dans l'état général, se manifesta en moins de quinze jours; ainsi, elle avait de l'appétit, du sommeil, n'avait plus ni rapports, ni aigreurs, les selles s'étaient réglées, le teint était coloré, les douleurs hépatiques beaucoup diminuées, ainsi que celles du bras et de la cuisse.

3ᵐᵉ OBSERVATION. — Un des principaux ecclésiastiques de Saint-Flour souffrait depuis fort longtemps d'une affection gastrique; il mangeait avec appétit; mais, trois ou quatre heures après le repas, il se développait dans son estomac des gaz qui le distendaient, une forte chaleur, des espèces de crampes qui le faisaient beaucoup souffrir, des rots aigres qui, en traversant l'œsophage, lui faisaient éprouver un sentiment de brûlure; enfin, les digestions étaient longues, laborieuses, le chyle mal élaboré n'était pas suffisamment réparateur, la nutrition se faisait mal; de là, amaigrissement, teint blême et affaiblissement successif. L'exercice à cheval et à pied était indispensable pour éviter de tomber sérieusement malade.

L'indication formelle consistait à neutraliser l'excès d'acide formé dans les sucs gastriques. Je prescrivis en conséquence 2 grammes de bicarbonate de soude dans quatre verres d'eau thermale, un bain d'une heure à 25°, une douche de 15 à 20 minutes sur l'épigastre, et de temps en temps quelques bains de vapeur. Au bout de dix jours, il digérait beaucoup plus facilement, et, après quinze jours de l'usage de ces moyens, il mangeait avec appétit, digérait bien, sans éprouver les accidents indiqués plus haut. Une bonne couleur rose avait pris la place de son teint blême, et il se sentait beaucoup plus fort; j'ignore les résultats consécutifs.

On pourrait objecter ici que le bicarbonate de soude et l'eau de

Sainte-Marie, à la fois gazeuse et ferrugineuse, ont joué le principal rôle ; mais à supposer qu'il ait agi en aidant l'action des eaux, il est certain qu'il ne faut pas attribuer les guérisons ou améliorations à lui seul, car bon nombre de baigneurs, atteints d'embarras gastriques ou même d'affections plus graves de l'estomac, ont été améliorés ou guéris, bien qu'ils n'aient pris que les eaux de Chaudesaigues en bains, douches, étuves et en boissons, suivant leurs simples inspirations et sans avoir consulté le médecin.

Je n'ai pas eu occasion d'observer des affections chroniques des gros ou des petits intestins.

4.me OBSERVATION. — *Engorgement chronique des glandes du mésentère.* — Quoique l'affection dont il va être question n'appartienne pas aux intestins, j'ai cru devoir la placer ici, parce qu'elle a succédé à une inflammation de ce conduit.

Un jeune homme de 22 ans, domestique, ayant été atteint un an auparavant d'une fièvre typhoïde, vint à Chaudesaigues, dans le mois de juillet dernier, prendre les eaux, pour guérir, disait-il, une enflure qu'il portait à la jambe gauche. En l'examinant attentivement, je trouvai qu'il portait dans la fosse iliaque gauche une tumeur inégale du volume d'un gros œuf de poule, formée de ganglions lymphatiques engorgés. Cette tumeur comprimait les vaisseaux cruraux, gênait le retour du sang par la veine crurale, et donnait ainsi lieu par sa présence à un engorgement œdémateux du membre correspondant. Comme les parois du ventre étaient peu épaisses, en poussant mes recherches plus loin, je sentis, à travers leur épaisseur, en palpant les organes situés dans l'abdomen, des inégalités et des bosselures plus ou moins volumineuses, disséminées çà et là et constituées par des ganglions engorgés du mésentère. Cet état, qui n'existait pas avant la fièvre typhoïde, et qui lui avait succédé, en était une suite. Je le soumis pendant 1/2 heure chaque jour à l'action de la douche à 36° de chaleur. Il prit également un bain d'une 1/2 heure, aussi chaud qu'il put le supporter, afin d'exciter un mouvement moléculaire rapide et d'activer la circulation ralentie dans les organes engorgés, puis des bains de vapeur humide qui produisirent une abondante transpiration, ayant pour but d'en déterminer la résorption et d'en amener la résolution. Il prit aussi quatre verres d'eau thermale en boisson chaque jour, un litre d'eau de Sainte Marie, coupée avec du vin, à ses repas, et l'eau ferrugineuse de Lacondamine à la même dose.

Ces eaux agirent comme de puissants excitants et comme toniques. En peu de temps, il survint chez ce jeune homme un grand appétit, il reprit des forces, son teint devint coloré, son ventre se détendit, les engorgements du mésentère et de la fosse iliaque diminuèrent rapidement, ainsi que l'œdème de la jambe, et, au bout de quinze jours, il partit dans un état d'amélioration équivalente à une guérison. Je ne doute pas que l'action des eaux ne se soit continuée même après son départ, et que la guérison ne devienne complète d'ici à quelques mois.

L'effet, produit par nos eaux chez ce jeune homme, se produirait également chez les enfants atteints d'engorgements analogues qu'on désignait autrefois sous le nom de *Carreau* et qui se forment le plus souvent sous l'influence d'irritations gastro-intestinales qui se renouvellent souvent pendant le développement des dents. Elles pourraient peut-être aussi agir puissamment contre la dégénérescence tuberculeuse des ganglions du mésentère, affection à laquelle le nom de *Carreau* est seulement appliqué aujourd'hui.

Toutefois, en administrant les eaux d'une manière aussi vigoureuse et à une température aussi élevée que je l'ai fait chez ce malade, il faudra surveiller attentivement leurs effets, afin de prendre garde de ne pas dépasser le but qu'on se propose et de pouvoir diminuer, ou même suspendre à temps, leur emploi, si cela devenait nécessaire.

Maladies de l'appareil génito-urinaire.

1° *Maladies des reins et de la vessie.* — Je n'ai observé ni maladies des reins, ni maladies de la vessie à Chaudesaigues, pendant la saison de 1849, et il paraît qu'elles ne s'y rencontrent pas communément ; car, les médecins, qui ont eu occasion d'observer les eaux thermales de ce pays, n'en citent pas d'exemple. M. J. Teilhard parle cependant d'un cas de ce genre (p. 92); mais, suivant lui, c'était un cas d'affection rhumatismale qui avait abandonné la cuisse pour se porter sur la tunique musculeuse de la vessie et des intestins. Ce cas ne peut donc être mis en ligne de compte. Mais, d'après ce qui a été dit précédemment et d'après la composition franchement alcaline de nos eaux et leurs propriétés toniques, je suis porté à croire que, prises en bains et en boissons, elles activent la sécrétion urinaire ; que , prises **en bains** , douches , boissons et injections , elles diminuent la sécrétion muqueuse de la vessie , augmentent la force de ses contractions et sont très-propres à combattre les rétentions d'urine qui tiennent , soit à une paralysie incomplète de la vessie , soit à un affaiblissement de la tunique musculaire , maladies qui se rencontrent fréquemment chez les vieillards , surtout chez ceux qni ont fortement usé de la vie , et chez les hommes de bureau, de cabinet, qui sont obligés de travailler longtemps assis , sans pouvoir toujours évacuer l'urine chaque fois que le besoin s'en fait sentir.

2° *Maladies de la matrice.* — Cet organe ressent vivement l'action de nos Eaux thermales ; en général , elles y activent la circulation. Chez les femmes bien réglées , les époques menstruelles sont rapprochées ; aussi , le médecin est-il assez fréquemment consulté sur cet objet par les femmes qui , ayant eu leurs règles quelques jours avant l'usage des eaux , en sont reprises quelques jours après ; dans ce cas , il est convenable et prudent de suspendre les bains , la douche ou les étuves pendant quelques jours , et de recommencer ensuite.

Aménorrhée , *Dysménorrhée.* — J'ai vu des jeunes filles , atteintes de menstruation difficile ou irrégulière, avoir leurs règles sans douleurs pendant qu'elles prenaient les bains; les eaux de Chaudesaigues constituent donc un puissant emménagogue que les médecins pourront employer avec une presque certitude de réussir dans la plupart des cas d'aménorrhée et de dysménorrhée. Toutefois, avant d'en prescrire l'usage, il faudra avoir grand soin de noter la cause de l'absence , de l'irrégularité ou de la difficulté du flux cataménial, et surtout si cette cause est de nature asthénique ou sthénique ; car, dans les premiers cas , il faudra chercher à augmenter l'énergie qui manque à la matrice par l'élévation de la température de l'eau , par la prolongation de la douche sur les lombes, sur l'abdomen, et des bains ou demi-bains qui agiront mieux que les bains entiers, par des douches de vapeur dirigées sur l'hypogastre, dans le rectum et dans le vagin, et par l'eau thermale prise en boisson à la dose de un à deux litres par jour. — Dans le second cas, au contraire , on diminuera l'énergie prédominante de la matrice par une saignée préalable , par des bains tièdes entiers, des pédiluves, des manuluves très-chauds, on proscrira la douche sur l'abdomen ou bien on réduira sa durée à quelques minutes, et on la portera de préférence sur les extrémités du corps

Leucorrhée, flueurs blanches. — Sous l'influence de ces eaux, administrées inconsidérément et sans direction, comme cela a lieu le plus souvent ici, j'ai vu assez fréquemment des affections de matrice légères, telles que de simples érosions du col, pénétrant dans son intérieur, augmenter en peu de temps, les catarrhes utérins prendre plus d'intensité, survenir, par suite de l'afflux sanguin dans les vaisseaux, de véritables engorgements de matrice qui nécessitaient la prompte suspension de l'usage des eaux et un repos de quelques jours, après lesquels leur administration bien entendue devenait salutaire au lieu de nuire. Ainsi, les bains à 20 ou 25° centigrades, les douches ascendantes en injection ou en lavage à la même température et les eaux thermales en boisson font souvent disparaître les flueurs blanches qui proviennent soit d'une trop grande sécrétion du vagin, soit d'un catarrhe utérin. Cette sécrétion vaginale ou utérine est, du reste, fort commune en Auvergne, cela tient à deux causes principales; d'une part, à la nourriture relâchante et peu substantielle dont font usage la plupart des femmes d'Auvergne, et, d'autre part, à la fatigue qu'elles éprouvent à certaines époques de l'année pour lever les récoltes, et surtout à la grande quantité d'enfants qu'elles font coup sur coup, enfants qu'elles nourrissent le plus souvent.

Les engorgements chroniques du corps et du col de la matrice trouveraient probablement une amélioration dans l'usage bien entendu et bien dirigé de nos eaux, mais je ne puis en parler par expérience, car je n'ai pas eu occasion d'en observer assez de cas pour pouvoir en parler savamment; toutefois, j'en rapporterai un que j'ai pu suivre et traiter.

OBSERVATION *d'ulcération du col et d'engorgement du corps de la matrice.* — Une dame, commerçante, du canton de Marcenat, âgée de 45 ans, maigre, pâle, d'un tempérament nerveux et d'une bonne constitution, ordinairement bien réglée, vit venir ses règles, il y a environ un mois, dix jours avant l'époque ordinaire, et les garda 15 jours. Il sortit pendant ce temps-là des caillots de sang, des matières filantes rouges et du sang liquide qui était peu coloré; enfin, lorsque l'écoulement sanguin s'est arrêté, il a été remplacé par une perte blanche abondante. Depuis longtemps, lorsque cette dame avait cessé de voir en rouge, elle voyait en blanc dans l'intervalle des deux époques. Le toucher m'apprit que j'avais à faire à un engorgement déjà assez ancien du corps de la matrice qui présentait environ une fois et demie son volume ordinaire et quelques inégalités à sa surface. Le col était aussi plus gros que de coutume; examiné au spéculum, j'y découvris une ulcération granuleuse pénétrant dans la cavité et saignant facilement.

Outre cela, cette dame éprouvait depuis longtemps à l'épigastre des battements accompagnés de gonflement et d'un grand feu; l'appétit était nul, au point qu'elle pouvait rester 24 heures sans ressentir le besoin de manger; la bouche était pateuse, sèche; il y avait de la soif et de la chaleur à la paume des mains. En étudiant les battements dont elle se plaignait, comme elle était fort maigre et qu'il était facile de déprimer les parois du ventre, je pus sentir, dans l'endroit où ils siégeaient, une tumeur plus grosse que le poing, située sur le trajet de l'aorte descendante; je songeai à un anévrisme de cet organe, mais je me gardai bien de faire part de mon diagnostic à la malade.

Après avoir fait une saignée de 350 grammes environ, je joignis aux bains, à la température de 22 à 25°, l'usage de la douche à la même température sur l'épigastre, l'abdomen et les reins, la cautérisation directe de l'ulcère du col avec le nitrate d'argent et le nitrate acide de mercure, puis la douche ascendante interne pour laver le canal vaginal et le col. Quatre cautérisations furent pratiquées en dix-sept jours; elle prit quatorze bains, dix douches et cinq à six verres d'eau thermale par jour. Bientôt la leucorrhée diminua, ainsi que l'engorgement de matrice; les tiraillements d'estomac cessèrent, l'appétit revint, les battements épigastriques devinrent beaucoup moins gênants, et, le quinze juillet, elle put retourner à Marcenat dans un état de santé très-satisfaisant.

Démangeaisons aux parties extérieures de la génération. — Il est venu, cette année, à Chaudesaigues, quelques femmes atteintes de cette affection désagréable, compliquée de rhumatismes articulaires. Nos eaux, prises en bains, douches, étuves et boissons, ont détruit radicalement, dans la plupart des cas, cette incommodité, par l'abondante transpiration qu'elles ont déterminée.

Hydropisies. — Certaines hydropisies, celles, par exemple, qui tiennent à un défaut d'équilibre entre l'exhalation et l'absorption, à une grande pauvreté du sang, à une inflammation chronique du péritoine, et peut-être à quelques lésions organiques que je ne puis pas spécifier, faute d'observations précises sur ce sujet, pourraient trouver leur remède à Chaudesaigues dans la grande transpiration qu'on peut y éprouver.

Maladies de l'appareil respiratoire.

Les Eaux thermales de Chaudesaigues jouissent, depuis longtemps dans le pays et dans un rayon assez étendu , de la réputation d'être très-salutaires dans les affections organiques des poumons et de la plèvre , ainsi que dans les affections chroniques des bronches et des organes vocaux.

Plusieurs médecins , qui ont eu occasion de voir et de traiter des malades à nos eaux , prétendent avoir observé des guérisons de phthisie même assez avancée , de pleurésie , de pneumonie, de bronchite chronique, d'asthme , d'extinction et de raucité de la voix. MM. Brémont et J. Teilhard en ont cité quelques cas , mais ils ne me paraissent pas bien caractérisés. La source de l'Hôpital et du Moulin-du-Ban passent pour avoir plus de vertu dans ces cas que la grande source du Par. Cette opinion , selon moi , est fort contestable , attendu que l'eau de la source du Par contient au moins autant de soufre que les autres , et les mêmes éléments. Étant dans la première année de mon exercice d'inspecteur, je n'ai certainement vu et observé qu'une bien minime partie de ce que je serais à même de voir plus tard par une observation sage et patiente ; je n'ai pour ainsi dire encore soulevé qu'un coin du rideau qui cache la mystérieuse action de nos eaux ; toutefois , ce que j'ai observé , sur les maladies des organes respiratoires sans être complet , est digne d'intérêt.

1° OBSERVATION *de phthisie laryngée et de tubercules pulmonaires présumés.* — M. Pierre M....., âgé de 27 ans, employé aux eaux de Sainte-Marie pendant l'été , et demeurant ordinairement dans le canton de Sainte-Geneviève (Aveyron) , est grand , maigre , blond, d'un tempérament lymphatico-sanguin et d'une constitution mixte. Son dos est voûté et sa poitrine, quoique large , est un peu enfoncée. Ses doigts sont allongés, gros aux articulations , minces dans l'intervalle et larges au bout ; depuis plus de six mois, sa voix est rauque et voilée ; il tousse ; c'est principalement pour cela qu'il est venu à Chaudesaigues prendre les eaux dans les premiers jours de juin. Depuis le commencement de la maladie , il a craché deux fois du sang rouge présentant tous les caractères du sang pulmonaire ; il y a deux mois qu'il en a craché pour la dernière fois. Lorsque je le vis le 10 juin, en consultation avec mon collègue M. Brémont, il avait été saigné quelques jours auparavant : sa voix était rauque, voilée ; il accusait une douleur sourde dans le larynx au niveau du cartilage thyroïde. Cette douleur augmentait par une compression légère de cet organe. La percussion de la poitrine donnait un son mat dans les fosses sus-épineuses et au niveau des clavicules, mais elle résonnait bien dans le reste de son étendue. L'auscultation nous démontra un bruit respiratoire peu distinct et mêlé à un râle sous-crépitant très-manifeste dans la partie supérieure des poumons, tandis que la respiration était à peu près normale, à l'exception d'un peu de râle muqueux dans les autres parties. Les bruits du cœur n'avaient rien d'irrégulier. Le diagnostic fut phthisie laryngée, accompagnée de tubercules probables dans les poumons, par conséquent pronostic grave. La consultation fut rédigée en conséquence. Pendant son séjour à Chaudesaigues, M. M..... prit des bains, des douches sur la poitrine, sur les épaules et sur la partie antérieure du cou, des étuves et but de l'eau thermale du Moulin-du-Ban. Il transpira beaucoup et partit environ treize jours après son arrivée, ayant gagné sous le rapport de la santé générale ; ainsi, son teint était meilleur, ainsi que son appétit ; mais, en apparence du moins, il n'avait rien gagné sous le rapport de la voix et peu sous celui de la toux. Trois mois après, j'ai revu ce jeune homme à Sainte-Marie, il me parut être à peu près dans le même état qu'à son départ de Chaudesaigues, seulement il toussait moins.

C'est là une observation à compléter et dont, pour le moment, on ne peut tirer aucunes conséquences ; car, si les eaux n'ont pas fait de mal, on ne peut pas dire non plus qu'elles aient produit un grand bien. Si M. M..... peut passer l'hiver sans accident grave, il reviendra certainement l'année prochaine à Chaudesaigues, où je le suivrai avec le plus grand intérêt.

2° Observation *de bronchite ou de catarrhe pulmonaire chronique.* — Une religieuse du couvent de la Présentation au Malzieu (Lozère), âgée de 32 ans, bien réglée, tempérament nervoso-sanguin, constitution bonne, vint à Chaudesaigues le huit juin dernier pour une douleur située un peu au-dessus du genou gauche et résidant dans les muscles droit antérieur et triceps crural, elle datait de trois ans. Cette religieuse était en outre affectée d'une bronchite profonde ou capillaire depuis quatre mois ; la toux se manifestait, surtout le matin après le lever et ne cessait qu'après l'expulsion de quelques crachats muqueux et tenaces qui s'étaient accumulés pendant le sommeil. De légers excès dans la nourriture ramenaient les quintes ; jamais elle n'a craché de sang ; elle n'a rien fait pendant les trois premiers mois, mais, alors, la toux ayant beaucoup augmenté, il devint nécessaire d'appliquer un vésicatoire sur le côté droit de la poitrine, au-dessus du sein, là où existait la douleur. Peu de jours avant son arrivée à Chaudesaigues, elle avait pris un vomitif qui avait produit une expulsion de crachats mêlés d'un peu de sang qui n'a pas reparu depuis. La percussion donna lieu à un son clair, et l'auscultation ne fit reconnaître aucun bruit anormal dans la respiration, si ce n'est un peu de râle muqueux, surtout le matin.

Avant de la soumettre à l'action de l'eau, je pratiquai une saignée de 300 grammes et prescrivis des bains de jambes jusqu'au dessus du genou pendant 1/2 heure, une douche de vingt minutes sur la partie douloureuse de la cuisse, un bain de vapeur et l'eau thermale en boisson. Tous les matins, elle suait abondamment pendant deux heures. Au bout de peu de jours, elle éprouva un soulagement marqué, et, quinze jours après son arrivée, elle était entièrement débarrassée de sa douleur et de sa bronchite. Il faut noter que, pendant son séjour, après une course fatigante, sa douleur s'accrut, s'irradia dans les branches du nerf crural et s'étendit jusque dans l'aine et la fosse iliaque, ce qui me fit caractériser cette douleur de névralgie crurale, bornée aux filets de ce nerf qui se répandent dans les muscles droit et triceps fémoral.

Deux mois après son retour au Malzieu, la toux s'était montrée de nouveau ; je pense qu'elle aura été momentanée et qu'elle n'aura pas repris les caractères qu'elle avait avant de venir à Chaudesaigues ; quant à la douleur de la cuisse, jusqu'à présent elle est restée guérie.

Plusieurs autres cas de catarrhe, ayant succédé à des bronchites capillaires ou à des pneumonies, mais qu'il serait trop long de rapporter ici, ont trouvé dans nos bains un soulagement très-remarquable pour le peu de temps que les malades ont pris les eaux.

3° OBSERVATION *d'asthme*. — Un ancien conservateur des hypothèques et ancien militaire, âgé de 75 ans, demeurant à Aurillac, tempérament sanguin, constitution assez robuste, outre des rhumatismes fort anciens, était atteint d'un asthme, survenu en 1832, à la suite d'une fluxion de poitrine. En 1833 , 34 et 35 , il fut au Mont-Dore , où il n'obtint pas un soulagement bien marqué. Les deux années suivantes , M. , qui résidait à Guéret , éprouva des accès assez violents , ce ne fut qu'après son séjour à Aurillac qu'il ressentit un mieux marqué , ainsi les attaques s'éloignèrent ; cependant, celles qui survinrent furent encore assez fortes et assez pénibles ; c'est alors que , ayant entendu parler de Chaudesaigues , il y vint en 1846 et 1847. Chaque fois , M. est resté seize à dix-sept jours ; la première année , il éprouva un grand soulagement qui dura toute l'année ; la deuxième , le soulagement fut encore plus grand , la guérison même était presque complète ; ayant interrompu en 1848 , il éprouva en 1849 seulement quelques légères attaques qui le déterminèrent à revenir le 9 juillet dernier ; il a pris pendant quinze jours des bains à 25°, des douches , quelques étuves de peu de durée et l'eau thermale en boisson ; à son départ , il allait mieux.

4° OBSERVATION *d'aphonie.* — Bien que je n'aie pas observé directement le malade dont il s'agit , je ne terminerai pas ce paragraphe sans dire quelques mots d'une aphonie déjà ancienne , guérie en peu de temps par les eaux de Chaudesaigues.

Ce malade , docteur en médecine , en réputation à Saint-Paul-des-Landes (Cantal) , était atteint , depuis deux ans , d'une aphonie dont il n'avait pu se guérir par aucun remède ; il vint à Chaudesaigues en 1848 , où il prit bains , douches , étuves , et fut guéri en quelques semaines.

J'aurais désiré avoir des détails plus étendus sur l'affection de cet honorable collègue , mais , le temps m'ayant manqué , je me trouve obligé de les remettre à l'année prochaine. Toutefois , d'après ce que j'ai su , je pense que cette observation devrait être rangée dans les paralysies , attendu que cette aphonie me paraît avoir tenu à une paralysie des filets des nerfs laryngés qui vont animer les muscles thyro-aryténoïdien qui constituent les cordes vocales.

Maladies des organes de la circulation et du sang.

Maladies du cœur. — Les affections organiques du cœur , hypertrophie , endocardite chronique , l'induration des valvules aortiques pulmonaires ou auriculo-ventriculaires , etc. , pourront se trouver fort bien ou fort mal de nos eaux , suivant la manière dont elles seront administrées.

Dans l'*hypertrophie*, qu'elle siége dans tout le cœur ou simplement à gauche, de même que dans l'anévrisme avec dilatation des cavités du cœur et amincissement de ses parois , il faudra proscrire les étuves sèches ou humides et une haute température , parce qu'elles donnent lieu à une excitation trop forte , à des battements trop précipités et à une grande difficulté de respirer qui pourraient être suivis d'accidents graves. C'est par une saignée préalable , proportionnée à la force du sujet , et par des bains et des douches tempérés qu'on calmera la force des battements et qu'on diminuera leur nombre; il en sera de même pour les palpitations nerveuses , moins la saignée , suivant les cas.

Endocardite. — Nous savons que personne ne conteste les propriétés remarquables des eaux de Chaudesaigues contre le rhumatisme , quel que soit son siége. Or, si l'on réfléchit que l'endocardite ou l'inflammation de la membrane interne du cœur accompagne très-souvent , ainsi que l'a démontré M. le professeur Bouillaud , les rhumatismes articulaires aigus, et se trouve due à la même cause , on cessera d'être surpris de voir la lésion organique qu'elle produit dans les cavités du cœur guérir sous l'influence de l'action de nos eaux administrées , comme dans les cas de rhumatismes , en bains, douches, étuves, boissons , etc. La première chose à faire sera donc de bien reconnaitre si l'on a à faire à une hypertrophie du cœur , à un anévrisme avec amincissement de ses parois , ou bien à des lésions organiques ayant succédé à une inflammation de l'endocarde.

Les observations bien faites manquent jusqu'à présent , parce que les malades , qui viennent ici pour la plupart . consultent trop peu le médecin; mais , lorsqu'ils seront bien imbus de ce précepte que leur guérison dépend souvent de la manière dont les eaux leur sont administrées , ils prendront plus souvent ses avis , et alors il pourra publier des observations plus nombreuses et plus propres à éclairer et à fixer les praticiens éloignés sur les cas dans lesquels ces eaux conviennent ou ne conviennent pas.

Chlorose, Anémie, Maladies de langueur, Convalescences. — Les eaux de Chaudesaigues trouveront une application utile toutes les fois que le sang, ayant perdu, par une cause quelconque , soit une partie de ses globules, soit une partie de sa matière colorante , soit les deux à la fois , aura besoin de réparer ses pertes. Les matériaux réparateurs dont il a besoin existent en si grande quantité dans toutes nos sources, comme le prouvent les énormes dépôts ochracés qu'elles abandonnent sur leur passage , qu'ils suffiraient au besoin pour le démontrer, si l'expérience de tous les jours ne venait faire cette démonstration. En effet , quand , à la suite de longues souffrances, les malades, chez qui la nutrition a souffert et la santé générale s'est altérée , viennent, pâles , maigres , chétifs , épuisés en un mot, redemander la santé aux eaux de Chaude-saigues , il est très-rare, si par hasard la maladie principale ne s'amende pas , qu'ils n'obtiennent pas au moins une amélioration considérable sous les deux autres rapports. Ici, la guérison des divers états , dénommés ci-dessus, est si fréquente , soit avec les eaux thermales seules , soit en leur adjoignant les eaux de Sainte-Marie et surtout l'eau de la source de Lacondamine , qu'il serait inutile et fastidieux d'en citer des observations nombreuses ; aussi me contenterai-je de rapporter la suivante comme étant une des plus remarquables.

Observation *de chlorose , survenue à la suite d'une longue maladie.* — Une dame , âgée de 26 ans , de la paroisse de Saint-Georges , canton de Saint-Flour , mal réglée , blonde, tempérament nerveux, constitution lymphatique , commença , il y a environ dix-huit mois et après quelques contrariétés de ménage , à éprouver des accidents nerveux , consistant en peur, agitation , tremblements, pleurs , léger trouble dans l'imagination et les idées. Tout cet appareil de symptôme était accompagné d'une sueur abondante qui l'obligeait à changer de linge huit à dix fois par jour. Ces sueurs étaient visqueuses , colantes , épaisses et d'une odeur fétide. Soif , pas d'appétit , bouche pâteuse , amère , urines rares, fièvre , peu de sommeil, douleurs violentes dans tous les membres et dans la tête. Pendant la première période de la maladie qui a duré six mois , Madame prit beaucoup de remèdes dont elle ignore la composition.

Après les six premiers mois , la maladie empira , et , sous l'influence d'un remède inconnu , Madame devint très-noire et fut tellement malade qu'on crut qu'elle succomberait. Néanmoins , ayant cessé l'usage de ce remède , elle revint peu à peu au point où elle était avant son emploi , seulement la sueur était un peu moins abondante. Les choses ont ainsi marché jusqu'au mois de mai dernier, époque à laquelle elle prit quinze bains domestiques à 25° ; ces bains ont produit un très-bon résultat et diminué la sueur de plus des trois quarts, au point qu'aujourd'hui elle ne change plus de linge qu'une fois ou deux. A son arrivée à Chaudesaigues, le 13 juillet, Madame, quoique très-faible encore, marchait cependant mieux qu'elle n'avait fait avant; l'appétit était passable et ce qu'elle mangeait passait bien ; le teint était très-pâle, caractéristique, de la chlorose ou de l'anémie; les bruits du cœur étaient très-tumultueux et les artères carotides donnaient le bruit de diable. Je diagnostiquai une chlorose très-prononcée, survenue à la suite de sueurs très-abondantes et d'un grand appauvrissement du sang. Les bains presque froids, les douches tempérées, l'eau de Sainte-Marie et celle de Lacondamine à hautes doses, la remirent, en moins de trois semaines, dans un état des plus satisfaisants.

Maladies de la peau.

Si les Eaux thermales de Chaudesaigues brillent dans les affections rhumatismales par les guérisons nombreuses qu'elles produisent tous les jours, je crois qu'elles ne sont pas appelées à un moindre succès dans les maladies de la peau. Leur composition chimique, quoique très-incomplétement connue, nous démontre qu'elles contiennent beaucoup de substances employées par les dermatologistes. Dans les fouilles exécutées en 1828, sous la direction de M. Barlier, alors maire de la ville, les dépôts de soufre pur ou presque à l'état de fusion recueillis en grande quantité ainsi que je l'ai dit page 14, l'existence probable des iodures et des bromures de potassium, que nous avons signalés M. Podevigne et moi, l'existence certaine de sels, de potasse, de soude et autres substances alcalines, en dissolution dans ces eaux qui pénètrent en vapeur ou sous la forme la plus subtile jusque dans les parties les plus profondes de l'organisation, sont bien propres à nous mettre sur la voie de ces guérisons inexpliquées jusqu'ici.

M. Teilhard a cité un cas de gale invétérée, transformée en *exzema impetiginodes*, qui a été guérie après 20 bains, 15 douches et autant d'étuves. — Il rapporte encore un cas de *follicules sébacés*, de la face ou *coupe-rose* qui, après avoir résisté aux traitements les plus rationnels, tels que les douches artificielles de vapeur, lotions acides, savonneuses ou alumineuses, les embrocations avec les pommades au calomel, au soufre, les purgatifs, les dépuratifs, et que les eaux sulfureuses de Bagnols avaient aggravée, fut notablement et heureusement modifiée par l'usage tant intérieur qu'extérieur des eaux de Chaudesaigues. Le docteur Bouniol a vu de nombreux cas de prurigo disparaître sous leur influence, et mon prédécesseur, M. Grassal, a fréquemment observé des guérisons de gale invétérée, de miliaires survenues à la suite de couches et de dartres.

Quant à moi, les maladies de peau que j'ai observées cette année dans les bains n'ont pas été fort nombreuses ; cela tient à ce que les malades qui en sont atteints les cachent le plus souvent au médecin et au directeur de l'établissement lui-même, par un faux préjugé ou par crainte d'être repoussés. Dans des établissements bien tenus et dirigés en dehors d'intérêts personnels et particuliers, les choses ne pourraient pas se passer ainsi ; le médecin, instruit de la maladie réelle et non d'une maladie simulée, pourrait, en donnant aux malades des conseils salutaires, leur éviter des dépenses inutiles et les diriger de manière à obtenir une guérison qui, souvent, n'arrive pas ou n'arrive qu'incomplètement, lorsque le traitement est fait sans direction et sans discernement, comme cela a lieu lorsqu'il est dirigé par des gens incompétents.

1° *Affection lymphatico-dartreuse de la jambe gauche.* — Le 21 juin dernier, je fus consulté par une femme de Curiel, canton de Layol (Aveyron). Cette femme, bien réglée, d'un tempérament lymphatico-sanguin, d'une constitution robuste et âgée de 30 ans, avait eu, cinq à six mois auparavant, la gale qu'elle traita et fit disparaître par des remèdes dont elle ignore la composition. Peu après cette guérison, il y a environ quatre mois, la jambe gauche commença à s'enfler ; elle devint rouge et douloureuse ; l'enflure s'étendit successivement jusque vers le tiers moyen de la cuisse : la malade y appliqua des cataplasmes d'herbes, y fit des frictions avec de l'ail râpé, sans obtenir de résultat avantageux ; elle y éprouvait des démangeaisons très-fortes ; l'épiderme s'écailla, il se forma des écorchures donnant issue à de l'eau rousse se condensant en croûtes. A l'époque où je la vis, le membre malade était une fois 1/2 aussi gros que l'autre, et dans l'état que je viens de décrire. Il n'y avait rien dans l'aine ou dans la fosse iliaque correspondante et rien d'apparent dans les veines qui pût donner lieu à cette augmentation de volume ; dès lors, je crus pouvoir diagnostiquer un engorgement lymphatique du membre, compliqué de dartre. Peu-

8

dant son séjour au Moulin-du-Ban qui dura jusqu'au quatre juillet suivant, elle prit des bains entiers, des douches de vapeur sur la partie malade, des étuves sèches pour exciter une abondante transpiration, et cinq à six verres d'eau thermale par jour. Huit jours après, elle allait déjà beaucoup mieux. Les croûtes étaient tombées, les petites plaies en partie cicatrisées et le membre très-diminué; à son départ, elle était complètement guérie.

2° OBSERVATION *de prurigo*. — Une femme, âgée de 22 ans, propriétaire, de la commune de Recoul-d'Aubrac, canton de Nasbinals (Lozère), bien réglée, mais peu chaque fois, éprouva, il y a environ trois ans, des démangeaisons sur les bras, les cuisses et les jambes, causées par de petits boutons; les démangeaisons sont si fortes l'été qu'elle écorche ses boutons, qu'il en sort beaucoup de sang et que ses membres se couvrent de petites croûtes. Les boutons sont plus nombreux et les démangeaisons plus fortes sur les parties postérieures des bras et des avant-bras et sur le devant des cuisses et des jambes que dans le sens opposé; à l'examen des boutons, je pus constater leur caractère papuleux.

J'avais prescris des bains d'une heure avec addition de cent grammes de sulfure de potasse par bain; mais, le directeur de l'établissement ayant trouvé plus commode de s'en passer, elle ne prit que des bains d'eau thermale pure, des douches de vapeur humide, des étuves sèches et cinq à six verres d'eau thermale en boisson chaque jour. Arrivée le 13 juin, elle partit le 25; pendant son séjour, elle transpira beaucoup et éprouva un soulagement équivalent à une guérison.

3° *Autre* OBSERVATION *de dartre furfuracée des jambes.* — Une femme, âgée de 72 ans, rentière à Saint-Flour, était atteinte, depuis plus d'un an, de deux dartres furfuracées aux deux jambes. Il y avait des moments où la peau se fendait et où il sortait de l'eau rousse de ces fentes; elle y éprouvait de grandes démangeaisons qui l'obligeaient à se gratter quelquefois jusqu'au vif. Cette femme a été parfaitement guérie sous l'influence des bains, des douches de vapeur et de la transpiration déterminée par les étuves.

4° OBSERVATION d'*Ictiose*. — Chez un homme de 30 ans, j'ai rencontré un cas d'ictiose de la paume des mains qui a été puissamment modifié par les eaux thermales employées pendant dix jours seulement, et qui l'aurait probablement guéri complètement, s'il en eût fait usage plus longtemps.

5° Les tâches de la peau, rousseurs, tâches épathiques, etc., qui coïncidaient avec des douleurs rhumatismales chez quelques malades qui étaient seulement venus prendre les eaux pour leurs douleurs, se sont considérablement modifiées dans les bains et les étuves.

Maladies Syphilitiques.

Les eaux de Chaudesaigues jouissent de la réputation de guérir les maladies syphilitiques invétérées ; il fallait bien qu'il y eût quelque chose de fondé dans cette opinion, pour que les médecins, qui y ont observé des malades, aient été d'accord sur ce point. Ainsi, MM. Verdier, Bonniol, Brémont, Grassal, etc., en ont cité des observations plus ou moins concluantes, et mon prédécesseur, M. Grassal, m'a assuré en avoir vu guérir un nombre assez considérable. Dans ce pays, en effet, ces maladies sont assez communes, même parmi les habitants de la campagne ; ce qui tient évidemment à ce que la plupart des hommes, ayant l'habitude de quitter leur pays pour aller passer huit à neuf mois de l'année dans les grandes villes où ils ont un commerce ou une industrie, en rapportent ces maladies mal guéries qu'ils communiquent à leur femme à leur retour. Il y a même des familles d'Auvergnats dans lesquelles elles sont invétérées depuis plusieurs générations et chez lesquelles elles ont subi diverses transformations qui les ont dénaturées ; telles sont la carie des os, les douleurs ostéocopes, etc.

On a cherché à expliquer ces guérisons par l'abondante transpiration que déterminent nos eaux prises en étuves sèches ou humides et en boisson. On a effectivement obtenu quelquefois des guérisons de ces maladies invétérées et de symptômes consécutifs par les sudorifiques seuls ; mais tous les médecins, qui ont eu occasion d'observer beaucoup de vénériens, savent que, pour obtenir des guérisons solides, il faut le plus souvent avoir recours à des remèdes spécifiques, tels que les mercuriaux et surtout l'iodure de potassium. Cette manière d'expliquer, uniquement par les sueurs des guérisons citées par des hommes dignes de foi, ne m'ayant pas paru satisfaisante, j'ai dû tenter de découvrir, par l'analyse chimique, si les eaux de Chaudesaigues ne recelaient pas de l'iodure de potassium. Ces recherches ont été faites par M. Podevigne, pharmacien, deux fois seulement ; nous sommes parvenus à obtenir une couleur bleue avec l'amidon. (Voyez p. 14).

Quelque incomplète qu'aient été ces recherches, elles nous démontrent que l'analyse de nos eaux laisse encore beaucoup à désirer et que lorsqu'on sera parvenu à mieux connaître leur composition, beaucoup de choses, qui ne peuvent s'expliquer convenablement aujourd'hui, recevront alors une explication facile.

Quant à ce que j'ai observé personnellement sur les maladies vénériennes pendant la saison de 1849, j'ai peu de choses à dire, car je n'ai vu que trois malades qui ne m'ont même pas permis de les suivre attentivement.

Le 1er de ces malades, entré aux bains chez Clavière, le 31 juillet, avait été atteint, il y a environ sept mois, d'une affection vénérienne consistant en un chancre situé à la base du gland. Ce chancre, qui était énorme (large comme une pièce de 1 franc) et profond, était accompagné de trois autres plus petits qui avaient guéri assez promptement. Ils n'avaient jamais été accompagnés ni d'écoulement, ni de bubons. Ce malade avait pris une centaine de pilules de Dupuytren, du sirop de salsepareille et employé l'onguent mercuriel en pansement. Mais les courses qu'il avait été obligé de faire, en qualité de marchand-colporteur, l'avaient sans doute empêché de guérir ; car, lorsque je le vis, son chancre était encore bien profond et large comme une pièce de 50 centimes. Je prescrivis des bains tempérés d'une heure, une étuve de 20 à 25 minutes pour déterminer une abondante transpiration et l'eau thermale en boisson ; mais je n'ai plus entendu parler de ce malade et je ne connais pas le résultat. Ce malade avait 26 ans, un tempérament sanguin et une constitution vigoureuse.

Le 2me malade, maréchal-ferrant, qui m'avait été adressé par le docteur Sagette, de Cussac, était âgé de 42 ans ; il y a huit ans qu'il avait contracté une maladie vénérienne, après avoir cohabité avec une femme malsaine du pays ; il eut d'abord un chancre situé à la couronne du gland, sans écoulement et avec engorgement des ganglions des aines des deux côtés. Ces engorgements ont été trèslégers et se sont terminés par résolution sous l'influence de frictions mercurielles. Le chancre ne s'est cicatrisé que deux mois après, pendant lesquels il a été pansé avec de l'onguent napolitain sur de la charpie. Bien que son médecin lui eût fait faire un traitement préservatif pour l'avenir deux mois après la guérison, il lui survint dans la tête des croûtes analogues à celles de la teigne ; frottées avec l'onguent mercuriel, elles guérirent promptement : toutes ces précautions n'ont cependant pas empêché la maladie de devenir constitutionnelle et de se manifester au dehors , par des ulcérations chancreuses, au voile du palais , et par des syphilides , et par des boutons extérieurs situés au visage et autour du front sous forme de *corona-veneris ;* tel était son état lorsque je le vis. Il a pris des pilules de Dupuytren, de l'iodure de potassium, et a eu l'ulcère du palais cautérisé ; ce qui ne l'a pas empêché de perforer cet organe de part en part. Il a dû prendre pendant une quinzaine de jours des bains d'une heure , de l'eau thermale en boisson à haute dose et des étuves ou bains de vapeur pour le faire transpirer. N'ayant pas revu ce malade, je n'ai pas encore pu constater de résultat.

Le 3me *malade* est un boulanger , âgé de 20 ans , de Teitière , canton d'Aurillac , demeurant habituellement à Madrid , d'un tempérament lymphatique et d'une constitution assez robuste.

Il y a un an environ qu'il prit du mal ; il eut un chancre , suivi d'un bubon , dans l'aine gauche. Après six semaines , le chancre s'est terminé par résolution ; les glandes de l'aine sont restées engorgées ; il y en a aussi dans la fosse iliaque ; il n'a subi aucun traitement. Depuis cinq à six mois, il est survenu sous le menton des engorgements lents qui ont fini par s'abcéder et qui ont laissé après eux des cicatrices enfoncées et des engorgements durs. Le tout forme un chapelet qui s'étend presque d'une oreille à l'autre. C'est là une observation de scrofule compliqué de vérole constitutionnelle. Ce malade a pris , comme les précédents , des bains , des douches , des étuves sèches et humides et l'eau thermale en boisson , mais toujours sans direction et sans résultat bien avantageux , autant que je puis croire.

Ce ne sera qu'après plusieurs années d'exercice et lorsqu'il aura eu occasion de revoir les malades des années précédentes que le médecin-inspecteur pourra préciser son opinion sur bien des faits qu'il n'a fait qu'entrevoir.

Affections Scrofuleuses.

Il s'est rencontré un certain nombre d'affections scrofuleuses , cette année, dans nos bains ; la plupart sous forme de tumeurs blanches ou de simples engorgements avec fistule , décollement et amincissement de la peau. Chez ceux dont le traitement a été bien dirigé , il y a toujours eu amélioration marquée ou guérison. La composition de nos eaux peut , jusqu'à un certain point , nous en donner la raison , car on sait que le fer et le chlorure de sodium sont des remèdes excellents contre les scrofules ; mais si , comme je le pense , des recherches subséquentes viennent à y confirmer l'existence de l'iode , de l'iodure et du bromure de potassium , il sera encore plus facile d'expliquer ces guérisons.

Outre l'action des agents tenus en dissolution dans l'eau , celle-ci, par sa chaleur , exerce encore une action très-vive , très-résolutive et très-détersive sur les engorgements et sur les ulcères scrofuleux. En effet , elle active la circulation des fluides et le mouvement de composition et de décomposition qui s'opère constamment en nous. Par cette accélération , elle entretient une plus grande fluidité dans les humeurs dont elle facilite l'excrétion de la partie inutile ou même nuisible à la santé , en ouvrant largement les pores de la peau , et s'oppose par là à ce que les ganglions lymphatiques deviennent le siége de dépôts de ces matières; bien plus même , la rapidité des courants circulatoires qui s'établissent dans leur intérieur entraînent , molécule à molécule , les depôts antérieurs.

Il faudra donc dans ces cas prendre pour règle d'administrer les eaux à une température aussi élevée que possible , tant en bains qu'en douches , étuves et boissons.

Les ulcères de toute nature , surtout les ulcères indolents , blafards avec peau décollée et amincie , changeront bientôt de face sous l'influence de nos eaux administrées sous forme de douches à force graduée , et guériront alors bien plus facilement par l'application des moyens appropriés. Ceux , au contraire , qui seront trop enflammés , recevront une grande amélioration de la douche de vapeur et des bains tièdes.

CHAPITRE III.

ACTION PHYSIOLOGIQUE DES EAUX THERMALES DE CHAUDESAIGUES.

Les Eaux thermales de Chaudesaigues exercent , sur les malades et sur les maladies , une action commune à la plupart des Eaux thermales et une action propre tenant aux principes qu'elles recèlent. J'insisterai peu sur leur action commune , car elle est généralement connue des médecins et consignée dans les traités sur les Eaux minérales , tandis que leur action particulière doit être signalée avec soin ; il est vrai que ce que j'en ai dit, à chaque section des maladies, abrégera beaucoup ma tâche sous ce rapport.

1° Phénomènes déterminés par la plupart des Eaux minérales.

1er *Phénomène.* — Un fait qui se renouvelle pour ainsi dire sur chaque malade , c'est que, dans la première semaine de l'administration des eaux , les douleurs se réveillent et passent à un degré d'acuité plus ou moins prononcé. Ils ne doivent point s'en effrayer , car , pour guérir , la maladie chronique doit repasser par un état plus ou moins aigu ; c'est là un procédé employé par la nature. Du reste , leur intensité arrive rarement au point de les obliger à en discontinuer l'usage ; elles diminuent ensuite graduellement. Toutefois , elles ne disparaissent pas toujours complètement durant la première saison ; lorsqu'on s'aperçoit qu'elles éprouvent un temps d'arrêt bien marqué , il vaut mieux interrompre pendant quelque temps pour y revenir ensuite que de persister. C'est pour cela que plusieurs saisons sont souvent utiles pour arriver à une guérison complète qu'on n'est pas toujours assez heureux pour obtenir.

2me *Phénomène.* — *Effets consécutifs ou tardifs des eaux.* — Quelquefois, après s'être réveillées, les douleurs, au lieu de suivre une marche rétrograde et successivement décroissante , continuent à rester très-sensibles , non seulement pendant que les malades font usage des eaux , mais encore pendant quelque temps après leur départ. Dans ces cas , j'en ai vu quelques-uns regretter vivement d'être venus, parce qu'ils croyaient qu'elles leur avaient été nuisibles ; mais , plus tard , j'ai appris par des voisins que cette exaspération s'était peu à peu calmée et que , chez ces malades , il était survenu une grande amélioration. Rien n'est plus propre à mettre au courant des résultats consécutifs que les interrogatoires qu'on fait subir aux malades qui sont déjà venus l'année ou les années précédentes. Il est important que les malades et les médecins, peu au courant de ce qui se passe aux eaux minérales par leur éloignement , soient prévenus de cette circonstance. Cet effet consécutif résulte de l'excitation minérale qui imprègne tous les tissus , et réagit pendant un temps plus ou moins long sur les organes malades. « Cette excitation , dit M. Patissier (Manuel des Eaux

« minérales , page 26) , a besoin de se calmer pour que le bienfait
« des eaux se manifeste ; pour cela , il est essentiel que les malades,
« en les quittant , continuent pendant un mois ou deux le régime
« dont ils faisaient usage , et s'abstiennent de tout remède
« actif. »

3me *Phénomène.* — *Action générale des eaux.* — Elle est caractérisée par des effets généraux qui se manifestent dans les cinq à
six premiers jours de leur usage. Ainsi, l'appétit diminue , la
digestion est difficile, la langue large, blanche ou limoneuse , la
bouche pâteuse, la soif ordinairement très-vive ; les malades ont
peu de sommeil et ressentent une lassitude générale. A l'exception
de la soif qui se rencontre chez presque tous les malades proportionnée à la quantité de sueur qu'ils perdent , les autres effets sont
plus ou moins marqués ; ainsi, chez un grand nombre , ils sont à
peine sensibles ; chez d'autres , ils se manifestent à un degré moyen,
et chez d'autres enfin , ils arrivent à un degré assez élevé. La
meilleure manière de les faire cesser est d'administrer un purgatif
salin , 45 à 50 grammes de sulfate de magnésie , et d'interrompre
les bains pendant un ou deux jours. Outre l'action des eaux , la
plupart de ces effets peuvent bien tenir au défaut d'acclimatement ,
au changement de nourriture et d'habitude , etc.

<h3 style="text-align:center">2° Phénomènes particuliers aux Eaux thermales
de Chaudesaigues.</h3>

1° *Action sur la peau.* — Les Eaux thermales de Chaudesaigues
produisent sur la peau deux effets bien distincts, l'un primitif et
l'autre consécutif. L'effet primitif consiste dans une desquammation
successive des feuillets les plus superficiels de l'épiderme et dans
l'expulsion des pores de la peau des matières qui les obstruaient ;
il se manifeste, dès le premier jour. Les malades s'en aperçoivent,
parce que , en s'essuyant à la sortie du bain , ils enlèvent une
quantité de matière considérable , quand bien même ils auraient
pris un bain d'eau douce un instant auparavant. Le même phénomène se reproduit pendant trois à quatre jours. L'eau minérale
agit d'abord en dissolvant la matière qui fait adhérer l'épiderme à
la peau et la sécrétion sébacée à ses pores , puis en déterminant
sur elle un effet de resserrement semblable à celui qui est produit
par le tannin sur la langue. De là résultent un adoucissement et

une blancheur remarquable de cette membrane dont s'aperçoivent bien vite les malades qui les comparent aux effets du savon ou de la pâte d'amende ; 2° une tendance à la sueur qui se produit même sous l'influence d'un exercice très-modéré et qui existe toujours ; ce qui oblige les malades à se tenir chaudement vêtus.

Éruption. — Le second effet consécutif au précédent se manifeste par des démangeaisons plus ou moins fortes et par la sortie d'une éruption papuleuse ou miliaire produite, soit par l'action des eaux qui déterminent un excès d'activité de la peau , soit par le contact irritant des matières qu'elle sécrète , matières qui sont entraînées avec la sueur , soit enfin par ces deux causes en même temps. Jusqu'ici , je n'ai observé ni exanthèmes , ni furoncle , ni abcès dont on signale assez fréquemment l'apparition sous l'influence des autres eaux thermales ; cela tient , je crois , à ce que , chez nous , les sueurs , provoquées par les étuves , sont assez abondantes pour suffire à l'élimination des matières viciées et nuisibles à la santé qui sont contenues dans le sang. L'éruption, dont je viens de parler , est encore une preuve que les eaux agissent bien. De ce que les sueurs se continuent ici après le bain et l'étuve pendant la journée et la nuit, et se manifestent encore pendant un certain temps après que les malades ont quitté les bains , nous pouvons expliquer facilement pourquoi les guérisons sont si promptes à Chaudesaigues , et pourquoi les malades ont besoin d'y séjourner moins longtemps que dans les autres établissements thermaux ; c'est là une remarque importante à faire , tant sous le rapport de l'économie de temps et d'argent pour les malades civils que pour le gouvernement , s'il jugeait à propos d'y créer un hôpital militaire pour y envoyer des soldats qui y trouveraient un remède presque certain contre les maladies dont ils sont le plus souvent affectés : rhumatismes , plaies par armes à feu , contusions, rétractions musculaires , etc.

2° *Action sur l'estomac.* — On a remarqué depuis longtemps , et j'ai eu souvent occasion de m'en convaincre , que les eaux de Chaudesaigues , prises en boisson , rendaient l'appétit très-vif ; le matin à jeun , elles agissent en dissolvant les mucosités qui tapissent la membrane muqueuse de l'estomac , en excitant cette membrane , en la resserrant et en lui donnant plus de ton et d'activité ; si on les boit, lorsque l'estomac est plein , elles dissolvent les aliments et facilitent beaucoup la digestion , en neutralisant par leur alcalinité les acides sécrétés en trop grande quantité par ce viscère. Il est

faci.. de s'assurer de leur propriété dissolvante, en les mêlant avec
du pain ; au lieu d'enfler, comme cela arrive avec l'eau chaude
ordinaire, on le voit diminuer de plus de moitié. Il faut cependant
prendre garde de ne pas dépasser le but qu'on se propose, car la
membrane muqueuse pourrait éprouver une excitation trop forte
et l'estomac devenir malade et impropre à remplir ses fonctions ;
il faudra donc augmenter graduellement la dose d'eau thermale, et
de cette façon on pourra arriver de quatre à six verres par jour
jusqu'à dix, douze ou quinze verres.

3° *Action sur les autres viscères.* — C'est encore par suite de
leurs propriétés alcalines toniques et dissolvantes que, prises en
boisson et en bains, elles donnent au sang plus de fluidité, facilitent son passage à travers les capillaires, favorisent les sécrétions
et les excrétions biliaires, urinaires, pulmonaires et autres, et
débarrassent l'économie par toutes les voies à la fois des humeurs
viciées qui, avant, faisaient fausse route, engorgeaient les organes,
et nuisaient à leurs fonctions, en se déposant dans leur trame
comme le ferait une eau bourbeuse, si je puis m'exprimer ainsi,
qui, en passant à travers un filtre, y déposerait les matières hété-
rogènes qu'elle contient. Lorsqu'on joint les étuves aux bains et à
l'eau prise en boisson, si les sécrétions et les excrétions autres que
la sueur ne paraissent pas augmentées, cela tient à ce que celle-ci
prédomine et neutralise les autres.

Ce que je viens de dire en général de l'action propre des eaux de
Chaudesaigues, et ce que j'ai dit précédemment, en parlant des
maladies spéciales de chaque organe, me dispense d'entrer dans
de plus amples détails sur leur action physiologique.

CHAPITRE IV.

MODE D'ADMINISTRATION DES EAUX THERMALES DE CHAUDESAIGUES.

Ce qui précède, nous montre qu'il convient d'administrer le plus
souvent ces eaux en bains, en boissons et sous forme de vapeur
sèche ou humide, suivant les circonstances. Lorsqu'on y joint la
douche, c'est dans le but de changer le mode de vitalité des organes
malades ou de faciliter la résolution des engorgements dont ils sont le
siège et la résorption des matières de ces engorgements. Maintenant,

pour parvenir à ce résultat, il sera souvent nécessaire de varier la force, le calibre et la chaleur de la douche, et d'user de tous les procédés perfectionnés qui sont depuis longtemps usités dans les autres bains thermaux, moyens dont nous sommes malheureusement complètement privés à Chaudesaigues, où tout est encore dans l'enfance de l'art.

MOYENS ACCESSOIRES.

Ici, les moyens accessoires, à mettre en usage pour venir en aide à l'action des eaux, seront fort peu nombreux; seules, elles suffiront le plus souvent pour guérir les douleurs rhumatismales, les névralgies. Les purgatifs salins ou autres, suivant les cas, seront souvent utiles, il en sera de même de l'addition des substances alcalines pour augmenter l'action de l'eau, soit qu'on l'administre en boisson ou en bains. Je me suis très-bien trouvé de l'addition de quatre à cinq kilogrammes de sel marin par bains dans les cas d'engorgements lymphatiques des articulations ou des autres parties; dans ceux de faiblesse, de scrofules, etc., pour simuler les bains de mer, de même que de l'usage du calomel à doses fractionnées de 0,05 centigrammes par jour joint au mélange par parties égales de sirop d'iodure de fer et d'huile de foie de morue; dans les mêmes cas, et dans ceux de carie des os, avec fistules multiples chez les enfants et les adultes, le plus souvent aussi j'ai retiré de grands avantages de l'application d'un bandage roulé et convenablement serré autour d'une articulation malade, afin d'éviter l'abord d'une trop grande quantité de fluide dans les parties et les frottements des surfaces articulaires.

Enfin, comme il serait impossible ici de donner des préceptes certains pour tous les cas qui pourraient se présenter, je dirai que c'est au médecin-inspecteur à distinguer ceux dans lesquels les eaux seules pourront suffire, de ceux dans lesquels elles seraient insuffisantes, et, qu'en général, il devra, dès le principe, s'abstenir de médicaments, et n'y avoir recours qu'après avoir reconnu l'impuissance des eaux. Toutefois, certains moyens extérieurs, tels que la saignée générale ou locale avec les ventouses ou les sangsues, les frictions sèches ou humides, le massage et les bandages roulés seront souvent nécessaires pour aider et favoriser l'action des eaux.

Les eaux de Sainte-Marie et de Lacondamine seront de bons accessoires dont il ne faudra pas négliger l'usage , parce qu'elles pourront rendre de grands services. L'eau de Sainte-Marie , très-chargée d'acide carbonique et qui contient passablement de carbonate de soude et d'oxyde de fer, se boit ordinairement au repas , coupée avec du vin , à la dose d'un litre le matin et d'un litre le soir, ou pure le matin à jeun. Quant à celle de Lacondamine qui est sur les lieux , on va la boire le matin à la fontaine minérale. On y boit depuis six heures jusqu'à dix , heure du premier repas , une quantité d'eau dont on augmente progressivement la dose ; on peut ainsi la porter d'un à trois ou quatre litres par jour , en dix ou douze jours.

« Nous ne pouvons trop engager les médecins-inspecteurs à établir « auprès de leurs sources un dépôt des eaux minérales les plus « célèbres , dit M. Patissier (Manuel des Eaux minérales , p. 43) ; « car , il se présente beaucoup de cas où ils pourront les combiner « avec celles qu'ils administrent. »

Durée de la saison des Eaux.

L'usage habituel est de venir à Chaudesaigues depuis le 1er juin jusqu'au 15 septembre ; mais la douceur du climat de la ville qui est entourée de tout côté de montagnes élevées , est telle , à part quelques variations brusques de température qui ne durent pas, qu'elle pourrait facilement commencer dès le 15 mai pour finir à la fin de septembre , et même, quoiqu'il soit vrai de dire que les eaux agissent d'autant mieux que le temps est plus chaud , leur température est si élevée qu'au besoin on pourrait en faire usage pendant l'hiver , en s'entourant des précautions convenables pour éviter le refroidissement. On en connaît de bons résultats obtenus pendant la saison rigoureuse.

La durée ordinaire d'une saison est de quinze jours ; il est rare que les malades prolongent plus longtemps leur séjour à Chaudesaigues , et beaucoup n'y restent pas plus de 8 , 10 à 12 jours ; cependant, un grand nombre d'entre ces derniers en retire un bénéfice marqué, sinon immédiatement , du moins consécutivement ; cela tient à ce que nos eaux , quoique peu irritantes, provoquent une sécrétion et une excrétion abondante de sueur qui se continue , une fois commencée , même en dehors de leur action.

Quoiqu'il en soit, comme en abrégeant trop leur séjour, les malades sont obligés de prendre tous les jours les bains, la douche et les étuves, et de se fatiguer beaucoup, faute de pouvoir réparer suffisamment les pertes abondantes qu'ils éprouvent, je pense que pour les cas ordinaires, tels que ceux de rhumatismes, de sciatiques, de névralgie, il sera plus prudent d'agir avec modération et de fixer à deux ou trois semaines la durée de la saison. Pour les cas graves, tels que les tumeurs blanches avec ou sans fistules, les fausses ankyloses, les rétractions musculaires, les caries d'os, les scrofules, etc., il serait convenable que les malades subordonnassent la durée de leur séjour au conseil du médecin-inspecteur. Qu'ils se persuadent bien que des maladies si graves, et qui affectent aussi profondément l'organisme que celle que je viens de citer, ne peuvent pas guérir en un temps aussi court, et qu'il faut au contraire beaucoup de temps et de patience pour que les eaux thermales puissent ramener à l'état sain et rendre la faculté de fonctionner à des tissus malades depuis longtemps, en voie de désorganisation et contre lesquels la médecine ordinaire ne voit de remèdes que dans une amputation ou une opération susceptible par elle-même de mettre les jours en danger. Tous les médecins savent qu'à Plombières dont les eaux se rapprochent beaucoup des nôtres par leur composition et leur température, sans être cependant aussi puissantes, beaucoup de malades n'ont dû leur guérison qu'a la durée de leur séjour qui a quelquefois été de six mois, et ont évité par leur persévérance des mutilations considérées comme indispensables pour conserver la vie. Il y a eu aussi à Chaudesaigues des cures, on peut dire merveilleuses, dues au temps et conservées dans le souvenir de quelques personnes, mais ignorées des médecins et des malades, faute de publicité ; ainsi, lorsque l'établissement Felgère existait, le fils d'un ancien député du Cantal, atteint d'une tumeur blanche au genou, contre laquelle l'amputation était jugée le seul remède, a été guéri au bout de quelques mois de l'usage de nos eaux. De pareils succès sont trop encourageants pour ne pas engager les médecins à tenter leur emploi sur des malades atteints d'affections articulaires, osseuses ou autres, contre lesquelles ils ont déjà épuisé les ressources de la médecine.

Les mois les plus favorables pour prendre les bains sont les mois de juillet et d'août, parce qu'ils sont les plus chauds et que la chaleur favorise ou plutôt continue l'action de l'eau et de la vapeur.

Précautions à prendre par les malades pendant leur séjour à Chaudesaigues.

1° *Sous le rapport de la température.* — La situation de Chaude-saigues au fond d'un entonnoir est telle , que le soleil y paraît plus tard le matin et en disparaît plus tôt le soir que sur la montagne. Il résulte de là que la fraîcheur se prolonge plus longtemps le matin, et commence plus tôt le soir, qu'en plaine. D'un autre côté , l'air ne pouvant pas facilement s'y renouveler et n'y étant pas tempéré par la brise, dans le courant de la journée, c'est-à-dire depuis dix heures du matin jusqu'à cinq ou six heures du soir , le soleil darde avec aplomb sur un terrain schysteux ou sur du sable, et produit une chaleur vive , piquante et souvent très-forte , surtout du quinze juin au quinze août , où j'ai plusieurs fois vu monter le thermomètre de 32 à 37° centigrades. Les nuits sont aussi très-fraîches comparativement à la chaleur du jour. Ainsi , le vingt-un juin , à quatre heures du matin , le thermomètre marquait 13° centigrades, tandis qu'à trois heures de l'après-midi , il était à 30°. Le vingt-deux juin , à quatre heures du matin , il était à 13° et à 32° à trois heures du soir ; le six juillet, à 10° à quatre heures du matin , et à 28° à quatre heures du soir ; le sept juillet, à 8° à trois heures du matin, et à 32° à quatre heures du soir; enfin, le huit juillet , à 12° à cinq heures du matin, et à 34° ou 35° entre trois et quatre heures du soir , etc.

Ces brusques variations de température nécessitent que les baigneurs prennent des précautions indispensables pour éviter les accidents qui pourraient en résulter; ainsi , le matin et le soir , ils devront prendre des vêtements plus chauds que dans l'après-midi , et soigneusement éviter de rester à l'air après neuf heures du soir , surtout dans des thermes où la sueur fait les frais principaux de la guérison.

Il serait aussi prudent de se munir, à l'arrivée, d'un pantalon à pied , en laine molleton, et d'un vaste peignoir avec capuchon de même étoffe ; ainsi vêtus, les baigneurs pourraient traverser sans crainte , en sortant des étuves , les escaliers et les corridors pleins de courants d'air de nos petits établissements. La nuit, il faudra souvent ajouter une couverture à celles dont on fait usage habituellement.

2º *Sous le rapport de la nourriture.* — Après avoir pris le bain et la douche, les malades vont ordinairement passer quinze à vingt minutes à l'étuve; lorsqu'ils sont en grande transpiration, on les enveloppe tout nus d'une couverture de laine, et ils vont se coucher pendant 2 ou 3 heures. Pour entretenir la sueur, on leur donne à boire deux ou trois verres d'eau thermale bien chaude. Peu à peu, la transpiration diminue; ils prennent du linge chaud, s'habillent et vont faire une promenade jusqu'à dix heures, moment du déjeûner; jusqu'alors, ils ont fait des pertes considérables, il est important qu'ils puissent les réparer au moyen d'un bon repas. La table devra donc être abondamment pourvue de mets fortifiants et variés en viandes et légumes; les vins devront être bons et généreux, et cela, d'autant mieux que les malades ont toute la journée pour se promener et pour faire la digestion.

Le repas du soir, au contraire, sans être très-léger, devra être très-modéré, et se composer à peu près de légumes, de rôti, de salade et de quelques mets de dessert. En effet, ce repas ayant lieu entre cinq et six heures, et les malades, devant rentrer de bonne heure, à cause de la fraicheur, ne dormiraient pas bien, si la digestion était mal faite, et ne profiteraient pas de tous les avantages de nos eaux, dont l'intempérance et l'abus doivent être souverainement proscrits. En suivant ces principes d'hygiène tracés par l'expérience, les malades trouveront souvent à nos thermes une guérison qui ne serait point arrivée, s'ils s'en étaient par trop écartés.

CHAPITRE V.

NÉCESSITÉ DE CRÉER UN ÉTABLISSEMENT THERMAL A CHAUDESAIGUES.

Les motifs qui militent en faveur d'un établissement thermal à Chaudesaigues sont si nombreux et si puissants que, si l'on a lieu de s'étonner d'une chose, c'est qu'il n'ait pas déjà été créé depuis longtemps. Des hommes du plus grand mérite, médecins, chimistes, minéralogistes, etc., tels que : Alibert, professeur à la faculté de médecine de Paris; Darcet, chimiste, membre de l'institut; Chevallier, chimiste, professeur à l'école de pharmacie, membre de 'académie de médecine; le célèbre ingénieur Berthier, minéralogiste et membre de l'Institut ; le docteur Bertrand ; enfin , l'académie de médecine toute entière , composée d'hommes compétents , s'il en fut jamais , ont tous reconnu et proclamé bien haut cette nécessité. Maintes fois, des ministres ont envoyé sur les lieux, pour se renseigner, des agents spéciaux pour analyser les eaux ; ils ont toujours fait des rapports favorables ; deux fois , des administrateurs recommandables du Cantal , M. le préfet Delamarre et M. Pinoteau , sous-préfet de Saint-Flour , agissant de concert avec M. Barlier , ancien maire, ancien député et membre du conseil général , ont fait exécuter des plans et tenté de former une compagnie ; en vain a-t-on proclamé les vertus de ces eaux , en vain a-t-on fait valoir des motifs d'utilité publique , tant pour les malades civils que pour ceux de l'armée , jamais le gouvernement n'a voulu prendre de parti décisif à cet égard, jamais le département n'a voulu seconder ses administrateurs et les suivre dans la voie où ils ont tenté de l'engager. Il a préféré se laisser devancer par des départements voisins , dont les sources étaient loin d'avoir la valeur et les vertus des siennes. Ces établissements , quoique très-récents, attirent pourtant un grand concours de monde et forment des centres d'où se répandent au loin par de nombreux canaux l'aisance et la vie. Si , depuis plus de vingt ans que l'académie de médecine a fait sur le travail de M. Chevallier un rapport très-favorable à la création d'un therme à Chaudesaigues, ce therme eût été fait , de quelle célébrité ne jouirait-il pas aujourd'hui ? Qui pourrait contester la prospérité qu'il aurait fait naitre dans le pays ? Sans doute , on peut objecter que les projets conçus jusqu'à ce jour ont été trop grandioses et qu'ils auraient entraîné dans leur exécution des dépenses trop considérables pour permettre de réaliser des bénéfices ; mais était-ce une raison, pour les principaux habitants du Cantal , de se montrer indifférents au bien-être de leur pays. N'avaient-ils pas des journaux ? Ces sentinelles avancées de la civilisation ne pouvaient-elles pas ouvrir dans leurs colonnes un champ à la discussion , et éclairer leurs concitoyens sur leurs véritables intérêts, et leurs administrateurs sur l'exagération et l'inanité de leurs projets ? Une fois le principe de la nécessité d'un établissement thermal à Chaudesaigues admis , il eût été facile de s'entendre sur le chiffre de la dépense.

Aujourd'hui que la valeur des eaux thermales de Chaudesaigues commence à être plus généralement connue et leur réputation à se répandre au loin, on sent le besoin d'un établissement convenable pour attirer les baigneurs étrangers, et il n'y a, pour ainsi dire, personne qui ne regrette son absence. Le moment de reprendre cette question me paraît donc venu, c'est pour cela, M. le préfet, que je vais vous retracer brièvement les raisons principales qui me paraissent militer en faveur de la création immédiate d'un établissement thermal à Chaudesaigues.

1º Nos sources, par leur haute température, ne reconnaissent pas de rivales en France ;

2º Leur abondance permet de donner chaque jour un nombre considérable de bains, de douches et d'étuves ;

3º Leurs principes minéralisateurs sont si nombreux qu'ils leur communiquent une foule de propriétés médicales qui permettent d'y recevoir et d'y traiter une grande variété de maladies, ce qu'on chercherait vainement ailleurs ;

4º Leur situation au centre de la France et dans un pays qui communique par de belles routes avec les principales villes, Paris, Lyon, Clermont, Marseille, Montpellier, Toulouse, Bordeaux et d'autres villes encore plus nombreuses, de second et de troisième ordre, leur assure une clientèle nombreuse et choisie, en même temps qu'elle permettra au gouvernement d'y envoyer à peu de frais des soldats atteints le plus souvent de maladies qui y guérissent facilement ;

5º Environnées de toutes parts de hautes montagnes, en temps de guerre les malades y trouveraient un refuge assuré et une tranquillité qu'ils ne sauraient rencontrer ailleurs ;

6º La ville de Chaudesaigues, située à trois myriamètres de St-Flour et à huit de Rodez, occupe une vallée étroite traversée dans sa longueur par le *Remontalou*, petite rivière qui devient souvent un torrent impétueux dans les orages un peu violents, et se trouve entourée de toutes parts par des montagnes élevées qui la préservent des grands vents qui règnent souvent sur le plateau. Du côté du midi, la montagne appelée Côte-du-Couffour, parce qu'elle porte sur son sommet le château de ce nom, est couverte de bois d'essence de bouleau et de chêne, et présente un coup d'œil ravissant surtout au soleil levant. Une belle église monumentale, construite sur le versant de la montagne de l'est, domine la ville, à un kilomètre de laquelle on trouve, en suivant la route de St-Flour, la jolie chapelle de Notre-Dame, où les malades vont prier pour demander la guérison de leurs douleurs. Dans les environs, le pont, le village et la côte de l'Anneau, les gorges de la Truyère bordée de rochers escarpés, le château de Montvallat, celui de Fournel et l'île de Saint-Juéry, etc., présentent de beaux points de vue, des paysages pittoresques bien capables de captiver l'attention, et des souvenirs historiques très-dignes d'intérêt. Enfin, les routes qui y conduisent, tracées avec hardiesse sur les flancs de rochers abruptes, laissent voir au voyageur, tantôt des vallées délicieuses, tantôt des précipices affreux, analogues à ceux de la Suisse, et qui font naître dans son âme les sentiments les plus variés, en même temps qu'ils forment un objet d'incessante distraction.

La ville de Chaudesaigues présente par elle-même des ressources considérables : composée de près de 400 maisons qui renferment environ 2,000 à 2,500 habitants, elle contient cinq hôtels, dont deux, l'Hôtel-du-Midi bâti à neuf, situé au centre de la ville, et l'Hôtel-de-la-Poste sur la grande place, peuvent loger plus de cinquante personnes chacun : leurs vastes écuries et remises peuvent aussi contenir beaucoup de chevaux et voitures. Les autres, occupés par les petits établissements thermaux, offrent de jolis logements et des tables d'hôte parfaitement servies. De sorte que, dans ce moment où les maisons bourgeoises n'ont point encore été disposées pour recevoir des baigneurs, parce que le besoin ne s'en est pas fait sentir, 200 à 250 personnes trouveraient cependant à s'y caser facilement à la fois, ce qui fait qu'aujourd'hui 1,000 à 1,200 baigneurs, se succédant par série, pourraient y recevoir l'administration des eaux, sans compter que le joli petit hospice, parfaitement tenu par des religieuses du S.-Sacrement qui consacrent leurs jours et leurs veilles à soigner les malades, pourrait, au moyen de quelques constructions nouvelles et de quelques réparations peu coûteuses, être approprié pour recevoir des militaires par 50 à 60 en même temps ; ce serait là pour le gouvernement une grande source d'économie ; car, au lieu de faire voyager, à grands frais, des soldats, du nord au midi, il pourrait diriger sur Chaudesaigues ceux des garnisons voisines auxquels les eaux seraient utiles, et, tout en dépensant beaucoup moins, rendre de grands services à la ville qui est généralement pauvre et sans autre industrie que celle des laines et des tricots, industrie qui donne à peine à vivre à ses malheureux habitants. On y voit, en effet, des femmes et des petites filles qui, dès l'âge de 5 à 6 ans, travaillent 12 à 15 heures par jour pour gagner de 20 à 40 centimes, et qui n'ont pas d'autre ressource pour vivre. Ce travail est beaucoup plus fatigant qu'on ne le croirait au premier abord. Les mouvements perpétuels qu'il nécessite dans les épaules, déterminent dans la poitrine des douleurs qui nuisent à son développement. Si l'on joint à cela la mauvaise alimentation dont elles sont obligées d'user, faute de pouvoir faire mieux, il sera facile de comprendre pourquoi la population féminine ouvrière, de Chaudesaigues, est en général étiolée, pâle et chétive; plus de la moitié est atteinte de goitre, premier degré du crétinisme. Quoi ! le parlement anglais s'est cru, par humanité, obligé de faire une loi pour empêcher qu'on ne fit travailler les enfants au-dessous de 12 ans, je crois, plus de 9 heures par jour dans les manufactures, dans la crainte que trop de fatigue ne nuisît au développement des organes et ne détériorât la constitution ; et chez nous, ceux qui travaillent en liberté, seront obligés d'employer 12 à 15 heures par jour pour gagner à peine de quoi réparer leurs forces épuisées et soutenir leur chétive existence ! Cet état de choses mérite d'attirer sérieusement l'attention de l'administration, et cela d'autant plus que, d'un jour à l'autre, cette industrie peut disparaître. Il suffirait pour cela qu'un homme intelligent et actif, muni d'un certain capital, vint établir à Chaudesaigues une filature mécanique et des métiers propres à fabriquer les tricots pour faire tomber complétement la fabrication à la main, par suite de l'impossibilité où elle se trouverait de soutenir la concurrence.

Un établissement thermal, en attirant à Chaudesaigues des étrangers qui, tout en venant y chercher la santé, y répandraient l'argent, changerait bien vite les habitudes du pays ; l'industrie des laines prendrait plus d'extension : il s'y en créerait peu à peu de nouvelles, et cette population laborieuse au fond et très-digne d'intérêt, ne se trouverait plus exposée à se voir privée, par un de ces revirements inattendus, de ses moyens de travail et d'existence.

Enfin, Monsieur le préfet, à part toutes les considérations précédentes, un établissement thermal serait d'autant mieux placé à Chaudesaigues qu'on peut s'y procurer à très-bon marché une nourriture abondante et variée, en viandes, gibiers, poissons, volailles, légumes, fruits, œufs, laitages, fromages, etc., et que, par le moyen de routes bien entretenues qui mettent cette ville en

communication avec tous les chefs-lieux voisins : il est facile de s'y
rendre à peu de frais, et d'y apporter les denrées et produits qui ne
viennent pas sur son sol.

Veuillez, Monsieur le préfet, agréer l'assurance de mon
profond respect.

DELESSERT—DE CHASSAIGNE.

Maire Inspecteur

*Cette brochure est imprimée [illegible]
par [illegible]*

OUVRAGES DE L'AUTEUR :

1º **De la Compression dans le traitement des Maladies chirurgicales.** — Thèse pour le Concours d'agrégation en chirurgie. Paris, 1839. — Germ. Baillière, libraire.

2º **Plaies de la région axillaire.** — Thèse pour le Concours d'agrégation en chirurgie. Paris, 1844. — Germ. Baillière, libraire.

3º **Traité du Strabisme et du Bégaiement.** — Brochure in-8º de   pages. Paris, 1841, 2me édition. — Germ. Baillière, libraire.

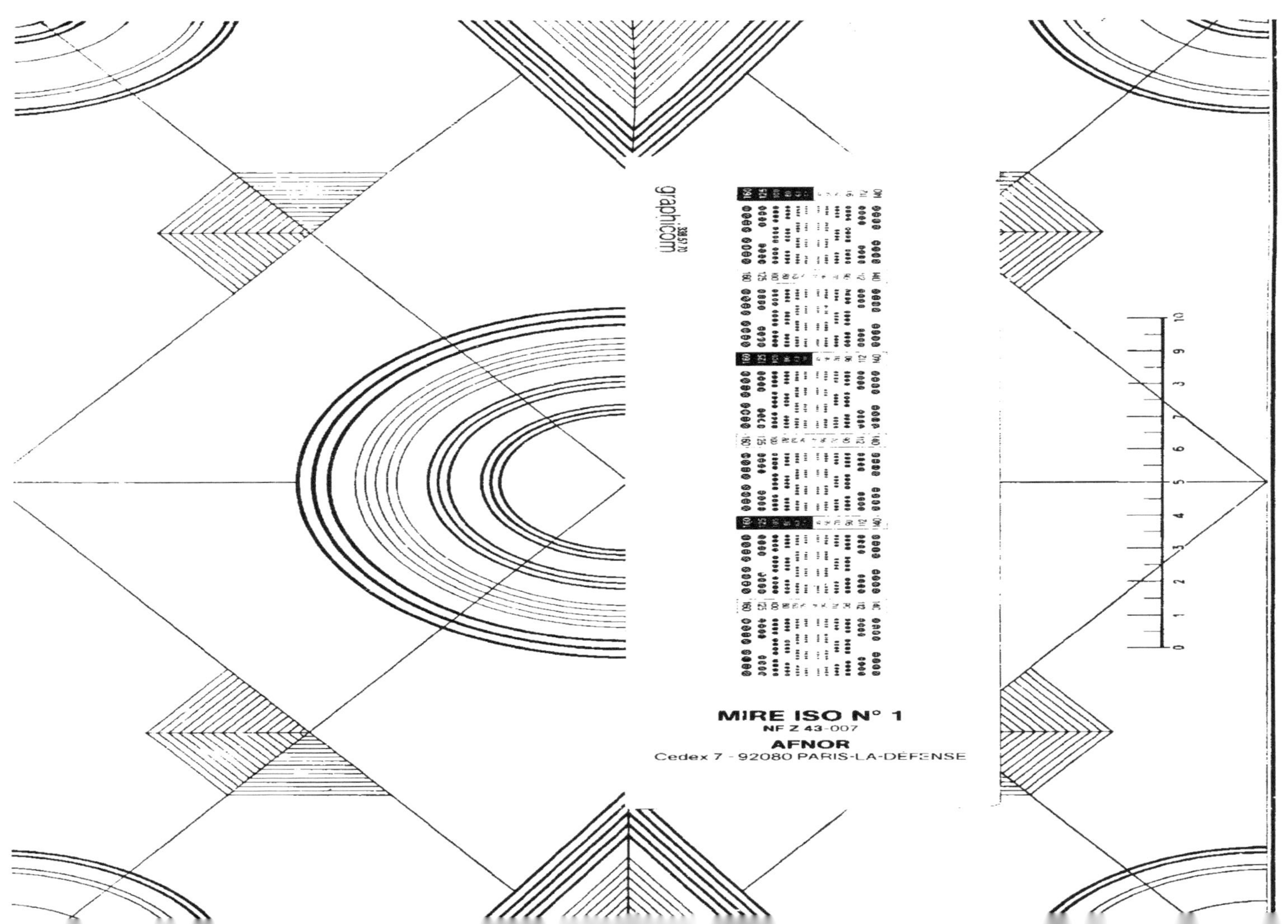
graphicom
MIRE ISO N° 1
NF Z 43-007
AFNOR
Cedex 7 - 92080 PARIS-LA-DÉFENSE
SERVICE PHOTOGRAPHIQUE